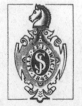

Günther Krapf

Autogenes Training aus der Praxis

Ein Gruppenkurs

Fünfte, von Maria Krapf überarbeitete Auflage
Vorwort von Eberhard Schäfgen

Springer-Verlag
Berlin Heidelberg New York
London Paris Tokyo
Hong Kong Barcelona Budapest

Dr. med. Günther Krapf †
Hiltenspergerstraße 36
D-80796 München

Die 1. Auflage erschien 1973 im König Verlag, München, die 2. Auflage 1976 im J. F.
Lehmanns-Verlag, München, 3. Auflage 1980 im Springer-Verlag, Heidelberg

ISBN-13:978-3-540-58086-7   e-ISBN-13:978-3-642-97574-5
DOI: 10.1007/978-3-642-97574-5

Die Deutsche Bibliothek – CIP-Einheitsaufnahme
Krapf, Günther: Autogenes Training aus der Praxis : ein Gruppenkurs / Günther Krapf.
Vorw. von Eberhard Schäfgen. – 5., von Maria Krapf überarb. Aufl. – Berlin ; Heidelberg ; New York ; London ; Paris ; Tokyo ; Hong Kong ; Barcelona ; Budapest : Springer,
1994

NE: Krapf, Maria [Bearb.]

Satz: Satz- und Reprotechnik GmbH, Hemsbach
SPIN: 10470752   26/3020-5 4 3 2 1 0 – Gedruckt auf säurefreiem Papier

Inhalt

Vorwort

Sinn des Autogenen Trainings war es schon immer, dem Menschen zu einer besseren Lebensbewältigung zu verhelfen. Für den interessierten Laien, aber auch für manchen Kollegen, der mit autogenen Trainingsgruppen zu arbeiten begann, wurde dieses Buch zu einem Vademecum. Vielen Gruppenteilnehmern diente es als Erinnerungsstütze, um Gehörtes oder selbst Erlebtes noch einmal in Ruhe nachlesen zu können und zu vergleichen.

Daher wurden einzelne, mir wesentlich erscheinende gruppendynamische Aspekte näher beleuchtet, weitere illustrierende Falldarstellungen aufgenommen. Die Kapitel »Wesen und Wirkung des Autogenen Trainings«, »formelhafte Vorsatzbildungen« und »Ausblick auf die Oberstufe des Autogenen Trainings« wurden gründlich überarbeitet.

Allen Kollegen, Freunden und Kursteilnehmern, die mir mit ihrer Kritik und ihren manchmal wörtlich übernommenen Berichten Anregungen gaben, sei auf diesem Wege herzlich gedankt.

Ich möchte dieses Buch meiner Frau Maria widmen, die mir hierbei eine geduldige und unermüdliche Hilfe war.

München, Juli 1990   Günther Krapf

Vorwort zur 5. Auflage

Mein Lehrer, Freund und Weggefährte, Günther Krapf, ist am 18. März 1992 einer längeren schweren Krankheit erlegen. Die Verbreitung des Autogenen Trainings im Sinne von J. H. Schultz lag ihm bis zuletzt besonders am Herzen.

In seinem Buch über die Praxis des Autogenen Trainings hat er seine jahrzehntelangen Erfahrungen mit dieser Methode der Psychotherapie niedergelegt. Er hat bis zu seinem Tode vier Auflagen erlebt, das Buch wurde von ihm immer wieder erweitert und ergänzt, so daß es ein äußerst bewährter praktischer Ratgeber geworden ist.

Nunmehr wurde wieder eine Neuauflage nötig. Seine Frau und Kollegin, Dr. Maria Krapf, der er sein Buch gewidmet hatte, hat es überarbeitet, Inhalte auf den heutigen Stand gebracht, Ergänzungen vorgenommen. Als engste Mitarbeiterin des Verfassers war sie dazu besonders prädestiniert.

Der Neuauflage wünsche ich wie den bisherigen weite Verbreitung.

Saffig, April 1994   Dr. Eberhard Schäfgen

Einleitung

Vor der Reise in neues unbekanntes Land pflegt man sich an Reiseprospekten und Büchern zu informieren. Die Information bleibt jedoch oberflächlich und ohne tieferen Gehalt, bis man die Fahrt unternommen hat. Erst dann wird man von einem Reise-*Erlebnis* sprechen können. Ähnlich verhält es sich mit diesem Buch über Autogenes Training. Es kann und will nicht mehr geben als Information. Niemals kann es eine persönliche Unterweisung durch einen in der Methode ausgebildeten Lehrer ersetzen. Andererseits mag es dem bereits autogen Trainierten eine Hilfe sein, ihn bestätigen oder ihm Anregungen geben. Der interessierte Kollege schließlich findet darin Möglichkeiten des Vergleichs mit seiner eigenen Arbeitsweise.

Im folgenden will ich versuchen, nach einer kurzen theoretischen Einführung in Wesen und Zielsetzung, Möglichkeiten und Grenzen des Autogenen Trainings nach *J. H. Schultz* einen Gruppenkurs zu schildern, wie er sich in meiner Praxis seit 30 Jahren bewährt hat.

Theoretischer Teil

Die Polarität des Lebens

Lebt ein Mensch in einem Gleichgewicht zwischen Anspannung auf der einen und Entspannung auf der anderen Seite, so fühlt er sich wohl. Man spricht von einem ausgewogenen Menschen. So, wie auf den Tag die Nacht folgt, leben wir im Wachsein und im Schlafen. In der Arbeit spannen wir uns an, während wir uns in der Erholung lösend entspannen. Auf das Zusammenziehen des Herzens, seine Systole, folgt die Erweiterung, seine Diastole, und bei der Atmung erleben wir uns aktiv spannend im *Ein*atmen und lösen uns passiv entspannend im *Aus*atmen.

Das chinesische Zeichen Yin Yang[1] (das auf dem Umschlag abgebildet ist) stellt ein solches Symbol dar für die polaren Kräfte im kosmischen Geschehen, in das der Mensch harmonisch einbezogen ist. Es ist Sinnbild für dunkel und hell, Erde und Himmel, unten und oben, innen und außen, weiblich und männlich, um nur einige dieser sich ergänzenden Gegensätze zu nennen. Wir können darin eine Brücke finden vom Seelischen zum Körperlichen, von der Psyche zum Soma, vom Gefühl zum Intellekt. Das eine gehört untrennbar zum anderen und ist ohne das andere nicht denkbar. Der Mensch ist nicht nur eine Summe von Einzelzellen, sondern ein beseelter Organismus.

Begegnen wir einem ausgeglichenen oder ausgewogenen Menschen, so haben wir einen harmonischen Eindruck von ihm. Das Wort Harmonie stammt aus dem griechischen »Harmonìa« und bedeutet so viel wie »Fügung«. Es fügt sich also etwas aus Spannung und Entspannung zur Ganzheit. Leider pflegt dieser paradiesische Zustand der Harmonie nicht lange anzuhalten. Immer wieder wird das Gleichgewicht gestört: Wünsche und Ängste, Bedürfnisse von innen und Anforderungen von außen stören die

---

1 In der Urbedeutung symbolisiert Yin das dunkle, passive, weiche, weibliche Prinzip; Yang bedeutet das helle, aktive, harte, männliche Prinzip.

Harmonie. Die Waagschale senkt sich nach der einen oder nach der anderen Richtung. Gelingt es, mit der Störung fertig zu werden, sie zu kompensieren oder auszugleichen, so kann das Gleichgewicht auf einer neuen Ebene wiederhergestellt werden. Dieser Vorgang benötigt eine bestimmte Zeit, die für jeden Menschen unterschiedlich ist. Auf die entsprechende Anspannung folgt wieder die lösende Entspannung.

In unserer Erziehung, in der Schule und später im Beruf haben wir alle sehr gut gelernt, wie wir uns spannen können. »Nimm dich zusammen«, »halt dich gerade«, »tu was«, »streng dich an« sind neben den vielen »du mußt«, »du sollst«, »du darfst«, »du darfst nicht« zu wesentlichen Maximen des Lebens geworden. Zweifellos sind mit willensmäßiger Anspannung große Leistungen zu erzielen, und manche Menschen scheinen über gewaltige Kraftreserven zu verfügen. Hält die Spannung zu lange an, ist das Gleichgewicht gestört. Die andere Seite unseres Lebens kommt zu kurz: Über dem »Lernen der Spannung« haben wir verlernt, uns entspannend zu lösen.

Viele Menschen geraten dann schon bei einem relativ geringfügigen äußeren Anlaß aus dem Gleichgewicht, was in unserer Sprache beredten Ausdruck findet: aus-den-Pantoffeln-kippen, zusammen-brechen, in-die-Luft-gehen, aus-dem-Häuschen-sein, bis hin zum verrückt-werden, völlig-überdreht-sein und rotieren. Dies alles sind Zeichen einer Überspannung, einer Verkrampfung: Das Gleichgewicht ist gestört. Verkrampfung verbraucht mehr an vitaler Energie, unrationelle Arbeit führt zur Funktionseinbuße, zu rascher Erschöpfung und vorzeitiger Abnutzung. Diese Vorgänge erfuhren durch *Selye* unter dem Begriff des »Streß« eine eingehende Bearbeitung.

Streß und psychosomatische Krankheiten

Wird das Gleichgewicht immer wieder gestört, antwortet der Mensch mit Unruhe und Nervosität. Er kommt mit sich selbst und seiner Umwelt, seinen privaten und beruflichen Anforderungen nicht mehr zurecht. Aus der Disharmonie entwickelt der Mensch Ängste, er reagiert unangepaßt aggressiv oder depressiv, kurz: Es kommt zu psychoreaktiven Erscheinungen.

Bekommt jemand bei einem aufregenden Erlebnis Herzklopfen, ist dies normal: Wir bezeichnen es als psychosomatische Reaktion, die rasch wieder abklingen kann. Das Gleichgewicht ist wieder hergestellt.

Führt jedoch eine seelische Störung zu anhaltender krankhafter Veränderung im körperlichen Bereich, so sprechen wir von einer psychosomatischen Erkrankung. Dies zeigt sich zunächst »funktionell« (z. B. Magenkrämpfe vor einer Prüfung). Häufige Funktionsstörung kann jedoch zu organischer Schädigung führen: In fließendem Übergang kann die organische Krankheit entstehen (Beispiele: Magengeschwür, bestimmte Formen des Herzinfarkts usw.).

Für unseren Zweck ist es wichtig zu wissen, daß es gerade die kleinen Unstimmigkeiten und Kränkungen des täglichen Lebens sind, die den Menschen belasten und ihn krank machen:

»Was kränkt, macht krank!«

Es sind die Maulwurfshügel, über die wir stolpern – und nicht die hohen Berge, sagt ein chinesisches Sprichwort.

Entstehung und Weg des Autogenen Trainings

Die ersten Anfänge der Methode gehen etwa auf das Jahr 1909 zurück. Damals fielen *J. H. Schultz* in Selbstdarstellungen und Protokollen hypnotisierter Versuchspersonen eigenartige körperliche Erscheinungen auf. Übereinstimmend berichteten die Versuchspersonen von Gefühlen der Schwere und der Wärme, verbunden mit wohliger Behaglichkeit. Nach dem Versuch fühlten sie sich körperlich erfrischt und erholt.

Zum besseren Verständnis seien an dieser Stelle einige Worte über die Hypnose eingefügt. Das Wort »Hypnos« kommt aus dem Griechischen und bedeutet »Schlaf«, und genau das ist sie nicht. Sie ist ein Sonderzustand zwischen dem Schlaf und dem Wachsein, ein partieller Schlaf und ein partielles Wachsein. Dabei kommt es zu einer Senkung und Einengung der Bewußtseinslage *(Langen)*. Die Hypnose als eine Sonderform der Suggestivbehandlung gehört zu den symptomorientierten und stützenden Verfahren der Psychotherapie.

Bereits um die Jahrhundertwende hatte *Oskar Vogt*, ein Lehrer von *J. H. Schultz*, den Vorgang der Hypnose sehr treffend definiert: Hypnotisieren heißt, einen Menschen zu einer autohypnotischen (selbsthypnotischen) Umschaltung anzuleiten. Dazu gehört die Bereitwilligkeit des zu Hypnotisierenden. Daraus geht hervor, daß es nicht möglich ist, jemanden gegen seinen Willen zu hypnotisieren.

Das Wort »Hypnose« ist bei vielen Menschen mit falschen Vorstellungen verknüpft: Entlocken von Geheimnissen, narkoseähnliches Ausschalten des Bewußtseins, Unterwerfung unter fremden Willen (Jahrmarkthypnose!); selbst der antiquierte Magnetismus oder irgendwelche Wellentheorien werden aufgewärmt und ver-

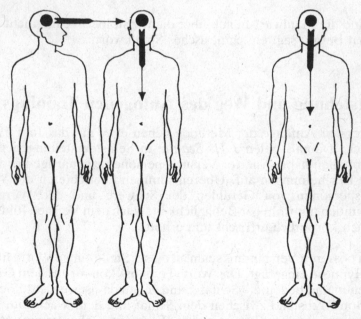

Abb. 1a. Fremdhypnose. Das Wort des Hypnotiseurs leitet zur selbsthypnotischen Umschaltung an und führt zum Hypnoid. **b.** Autogenes Training. Die gedankliche Vorstellung führt zur organismischen Umschaltung.

festigen das Vorurteil mancher Menschen. Das Ziel der fachgerecht durchgeführten ärztlichen Hypnose liegt in der *Entspannung*, einer tiefgreifenden *Beruhigung*, und damit einem Abbau innerer Unruhe- und Angstzustände.

Hieraus folgerte *J. H. Schultz* in genialer Weise: Wenn bei einem Menschen die autohypnotische Umschaltung durch das *Wort* des Hypnotiseurs erfolgt und damit der Sonderzustand des Hypnoids erreicht wird, muß es auch möglich sein, diesen Zustand durch eine gedankliche Vorstellung des Menschen selbst herbeizuführen (Abb. 1, grob vereinfachtes Schema). Damit war der erste Ansatz auf dem Weg zur »Selbstentspannung« gefunden. Das Autogene Training entstand also aus Beobachtungen, die *J. H. Schultz* an hypnotisierten Versuchspersonen gemacht hatte.

Am 3. März 1926 berichtete er in einem Vortrag in der Medizinischen Gesellschaft in Berlin erstmals öffentlich über seine neue Methode, die er damals »autogene Organübungen« nannte. 1927 bezeichnete er sie als »rationalisiertes autosuggestives Training«, bis dann im Jahr 1928 erstmals der Name »*Autogenes Training*« auftauchte.

Von *H. Binswanger* übernahm *J. H. Schultz* ein Jahr später den Begriff »konzentrativ« (1929), der sodann als Untertitel in seinem grundlegenden Werk »Das Autogene Training – konzentrative Selbstentspannung« (1932) auftauchte. Er wählte den Begriff »konzentrativ«, um den *autogenen* Charakter der spezifischen Selbstumschaltung hervorzuheben und zu unterstreichen – im Gegensatz und als klare Abgrenzung gegen die Bezeichnung »heterosuggestiv« (= fremdsuggestiv). Gelegentlich wird das Wort »konzentrativ« mißverstanden und fälschlicherweise mit »konzentriert« (abgeleitet von Konzentration) verwechselt, was zu Irrtümern führen kann. M. E. könnte man für »konzentrativ« die Bezeichnung »gesammelt« und für »konzentrative Selbstentspannung« »gesammelte Aufmerksamkeit« einsetzen.

Das grundlegende Werk von *J. H. Schultz* »Das Autogene Training – konzentrative Selbstentspannung« erschien 1932 und hat bis 1979 siebzehn Auflagen erlebt. Es wurde in sechs Sprachen übersetzt und löste einige tausend Veröffentlichungen in den medizinischen Fachzeitschriften aus. Von 1969 bis 1973 veröffentlichte *W. Luthe* (Montreal) das sechsbändige Werk »Autogenic Therapy«, in dem er in ausgedehnten und exakten Untersuchungen die wissenschaftliche Grundlage verbreiterte.

Es ist damals etwa sehr Wichtiges geboren worden: der mündige Patient, der in Eigenverantwortung selbständig mitarbeitet. Im Gegensatz dazu stand der von seinem Therapeuten abhängige Patient. In der Hypnosetherapie älteren Stils spielte diese Abhängigkeit eine entscheidende Rolle. Eine entscheidende Wendung in der Arzt-Patient-Beziehung!

Die Zahl der »Nervösen«, die in Behandlung kommen, nimmt zu. Die Angaben schwanken zwischen 30 und 40 Prozent. Etwa ein Drittel aller ärztlich verordneten Medikamente sind Schlafmittel und Tranquilizer – bequeme Seelentröster unserer Zeit. Wenn die in der Werbung und auf Packungsprospekten verkündeten Wirkungen zuträfen, müßte sich langsam seelische Gesundheit ausbreiten. Das ist aber keineswegs der Fall, wie der zunehmende Konsum an diesen Mitteln beweist.

Tranquilizer können zwar für den Augenblick eine gewisse Entspannung und Erleichterung bringen. Sie haben jedoch Nebenwirkungen, die bekanntlich »echte« Wirkungen sind. Außerdem können sie – auf die Dauer eingenommen – zu einer Medikamentenabhängigkeit und zu gesundheitlichen Störungen führen. Den hinter einer sog. Nervosität oder Schlafstörung stehenden Konflikt lassen sie unberücksichtigt, sie sind mehr oder weniger ein Trostpflaster, das eine vorübergehende Erleichterung verschafft. Selbstverständlich kann die moderne Medizin auf die medikamentöse Hilfe, die die sog. Psychopharmaka bieten, nicht verzichten. Es soll hier nur gegen die unkritische und leichtfertige Verschreibung und den ausschließlichen und gedankenlosen Verbrauch bzw. Mißbrauch von Medikamenten Stellung genommen werden.
    Es ist daher verständlich, wenn die Ärzte und ihre funktionell gestörten Patienten sich nach anderen Möglichkeiten umsahen. Eine solche Möglichkeit bietet sich mit dem Autogenen Training an.[2]

---

2 Die »Deutsche Gesellschaft für ärztliche Hypnose und Autogenes Training e.V.« hat es sich zur Aufgabe gemacht, die mit der Methode arbeitenden Ärzte zusammenzufassen und in Kursen und auf Kongressen weitere Ausbildungsmöglichkeiten für interessierte Kollegen anzubieten.

Mit ihm können wir eine wesentlich tiefer greifende Entspannung und Beruhigung erzielen. Darüber hinaus können wir im autogenen Versenkungszustand Möglichkeiten für eine bessere Konfliktbewältigung finden. Beispiele dieser Art werden im praktischen Teil näher erläutert.

Neben seinem therapeutischen Ansatz in der Krankenbehandlung findet das Autogene Training zunehmende Bedeutung als vorbeugende Maßnahme in der Psychohygiene.

Wird es in dieser Form eingesetzt, wie es z.B. bei den Kursen der Volkshochschulen der Fall ist, schließe ich mich der Meinung *Binders* an: »Ein moglicher Kompromiß wäre vielleicht der, daß Ärzte in Zusammenarbeit mit Psychologen diesen jene Personen überlassen, bei denen es voraussichtlich beim Üben des Autogenen Trainings zu keinen Komplikationen kommt. Immer aber sollte ein Psychologe die Möglichkeit haben, bei auftretenden Schwierigkeiten sofort einen mit dem Autogenen Training vertrauten Arzt hinzuzuziehen.«

In den vergangenen Jahren ist eine Reihe von Büchern und Veröffentlichungen erschienen, die in unkritischer Weise und in mehr oder weniger verhüllter Form die Methode zum Selbststudium anbieten. Hier stimme ich mit allen Kennern des Autogenen Trainings überein, daß niemand im Selbstunterricht die Methode zuverlässig erlernen kann. Welche unangenehmen Folgen ein unkontrolliertes Einüben nach sich zu ziehen vermag, zeigt folgender Fall, den ich in meiner Praxis erlebt habe:

Ein 60jähriger Beamter suchte wegen Rückenverspannungen einen Orthopäden auf. Nachdem medikamentöse Behandlung, Massagen und Kurzwellen ohne Erfolg geblieben waren, gab ein nicht informierter Arzt den Rat: »Machen Sie mal ein bißchen Autogenes Training!« Der Patient versuchte es nach dem Übungsheft von *J. H. Schultz* und erlernte rasch die Übungen der Schwere und der Wärme. Schon nach kurzer Zeit traten während des Trainings im Liegen schmerzhafte Verkrampfungen in beiden Armen auf, die auch nach der (vermutlich ungenügenden) Zurücknahme bestehen blieben. Nach 14 Tagen traten diese schmerzhaften Muskelverspannungen bereits auf, sobald sich der Patient in die Horizontale begab. Da er nicht mehr liegen konnte, wurde er schlafgestört und wandte sich an einen ärztlichen Kollegen mit der Bitte um Abhilfe. Jener lehrte ihn das Autogene Training im Sitzen, mit dem Erfolg, daß der Patient nach zwei Trainingsstunden auch nicht mehr sitzen konnte. Die schmerzhaften Verkrampfungen stellten sich jetzt sowohl im Liegen als auch im Sitzen ein. Und als er in meiner Sprechstunde erschien, befand er sich in einem panikähnlichen Zustand: Die Worte »Schwere und Wärme« waren für ihn der Auslöser geworden für das Auftreten höchst schmerzhafter muskulärer Verkrampfungen. Es bedurfte einer Therapie von 20 Stunden, um diese fehlerhafte Programmierung zu löschen, und zwar durch Umstimmung von »Schwere« auf »leicht« und von »Wärme« auf »lind und lau«.

Der geschilderte Verlauf mag ein Einzelfall sein, bei dem sich die Fehlentwicklung auf dem Hintergrund einer neurotisch präformierten Persönlichkeit abspielte. Trotzdem möchte ich vor einem unkontrollierten Selbsteinüben des Autogenen Trainings noch einmal ausdrücklich warnen. Die Kontrolle und die Aussprache mit einem mit der Methode vertrauten Therapeuten sind notwendig, um Fehlhaltungen und gesundheitsschädigende Einstellungen zu vermeiden. Dies weiß jeder, der einmal an einem Gruppenkurs teilgenommen hat. Zum Erlernen des Autogenen Trainings gehört neben der Information und dem Selbsterlebnis die Aussprache mit dem Gruppenleiter. Erst in dieser Aussprache kann sich die Wirkung des Autogenen Trainings voll entfalten. Ein Buch kann informieren, aber man kann sich mit ihm nicht aussprechen. Es beantwortet und deutet nicht die jeweilige persönliche Problematik.

Jeder autogen Trainierende entwickelt nach einiger Zeit sein eigenes, individuelles Training, das sich entsprechend seiner Persönlichkeit spezifisch gestaltet, wie auch jeder Mensch *seine* Handschrift schreibt.

Es ist daher verständlich, daß sich diese »Handschrift« auch in den Veröffentlichungen der einzelnen Autoren ausdrückt, in Verschiedenheiten der Handhabung, der Zielsetzung und der angestrebten Leistung. *Lindemann*, der sein Buch »Überleben im Streß« nennt, überquerte 1956 in 71 Tagen und Nächten mit einem Ein-Mann-Faltboot den Ozean. Er stand diese einmalige Spitzenleistung nur mit Hilfe des Autogenen Trainings und seiner formelhaften Vorsatzbildungen durch. Seine Darstellung der Methode ist demnach entsprechend leistungsbezogen.

Wesen und Wirkung des Autogenen Trainings

Das Wort »autogen« kommt aus dem Griechischen; »autos« bedeutet »selbst«, und »genos« heißt »entstehen«. Es entsteht also etwas aus dem Selbst. »Training« kommt von trainieren = üben, d. h. der Übende muß jeden Tag etwas daran tun, ausüben.

Was ist nun das Wesen des Autogenen Trainings? Was kann es dem Übenden geben? Was kann er davon erwarten? Und wie wirkt es?

Im einzelnen wohnen dem Autogenen Training folgende Möglichkeiten inne, wie sie in ähnlicher Form auch von Hoffmann 1984 aufgezeigt wurden.

Ausführliche Beispiele werde ich im praktischen Teil (S. 25) bringen.

1. Einüben/Wiederfinden von Urvertrauen
2. Ruhe und Erholung durch Resonanzdämpfung überschießender Affekte
3. Harmonisierung willkürlicher und vegetativer Abläufe
4. Willkommenes Nebenergebnis: Leistungssteigerung durch Wegfall störender Affekte
5. Zunahme des Konzentrationsvermögens und der Merkfähigkeit
6. Herabsetzung der Schmerzempfindung
7. Möglichkeiten zur Selbstbestimmung durch formelhafte Vorsatzbildungen
8. Vertiefte Innenschau

1. Einüben/Wiederfinden von Urvertrauen

In einer frühkindlichen Phase der menschlichen Entwicklung wächst aus einer guten Mutter/Kind-Beziehung etwas, das wir das »Urvertrauen« nennen. *Balint* sprach dabei von »primärer Liebe«. Akzeptiert die Mutter das Kind, so gewinnt dieses damit die Fähigkeit, sich selbst zu mögen und als vertrauenswürdig zu empfinden. Ein Mensch kann sich nur mögen, wenn er einmal gemocht worden ist. Dies ist eine wichtige Voraussetzung für Wohlbehagen im späteren Leben: ungestörtes Atmen, Verdauen und Schlafen (*Erikson*, zit. nach *Stork*).

Im Grunde genommen bedeutet Autogenes Training ein Einüben in dieses Urvertrauen oder ein Wiederfinden des Urvertrauens – und damit auch des Selbstvertrauens, um Stärkung und Erholung zu finden. Es geht dabei um Gefühlserlebnisse, wie sie in der Nähe des *guten* mütterlichen Schoßes erlebt werden konnten. Es handelt sich demnach um eine Rückkehr auf eine frühe Phase, eine »Regression im Dienste des Ich«, wie es *Kris* 1952 genannt hat.

»Der Mangel an *Wärme* und/oder *Rhythmus* auf verschiedenen Ebenen und/oder an *Konstanz* verhindert oder hemmt die Ausbildung jenes Urvertrauens in einer frühen Phase der psychischen Entwicklung des Menschen« (*Bartl* 1982). Ein Defizit in diesem frühen Bereich in Form z. B. einer wenig verfügbaren und in ihrer Art instabilen Bezugsperson kann zu einer nachhaltigen Beeinträchtigung in der seelischen Entwicklung und zu mehr oder minder schwerwiegenden psychischen und/oder psychosomatischen Störungen im späteren Leben führen.

Das Erfahren von Wärme, Rhythmus und Konstanz ist demnach eine wesentliche Basis bei der Entwicklung eines gesunden Ur- und Selbstvertrauens. Im Autogenen Training versuchen wir, uns dieser Basis von Wärme, Rhythmus und Konstanz wieder anzunähern und Defizite in diesem Bereich aufzufüllen oder auszugleichen.

Es ist möglich, durch gedankliche Vorstellung einen tiefgreifenden Einfluß zu nehmen auf vegetative Funktionen und dadurch Zugang zu gewinnen zu seelischen Abläufen in tieferen Schichten der Persönlichkeit.

Dieser Gedanke ist nicht ganz neu. In dem Briefwechsel zwischen *Kant* und *Hufeland* (1790) findet sich der bemerkenswerte Satz:

»Wie man mit der Macht seines Gemütes durch den bloßen Vorsatz seiner krankhaften Gefühle Meister werden kann.«

In diese Richtung zielt das Autogene Training.

2. Ruhe und Erholung durch Resonanzdämpfung überschießender Affekte

Mit Hilfe des Autogenen Trainings kommt der Übende zu einer größeren inneren Ruhe und Gelassenheit. Er findet damit Erholung. Aus der Ruhe heraus kann er mit sich selbst besser umgehen: er ist »freundlicher zu sich selbst geworden«, eine wesentliche Voraussetzung für den Umgang mit anderen Menschen. Darüber hinaus hat das Autogene Training einen ausgesprochenen »Entmüdungseffekt«, d. h.: der Trainierende fühlt sich nach einer Übung von wenigen Minuten frischer und ausgeruhter. Er kann sich besser konzentrieren.

Daß das Autogene Training bei Schlafstörungen funktioneller Art mit besonders gutem Erfolg angewendet werden kann (sowohl bei Einschlaf- wie Durchschlafstörungen), ist nur ein scheinbarer Gegensatz. Gerade die Mitteilungen und Berichte über eine Verbesserung des Schlafverhaltens sind häufig erste Anzeichen für einen positiven Verlauf des Trainings. Sie werden oftmals schon nach den ersten Gruppensitzungen geäußert.

Unter Affekten verstehen wir Emotionen, die fühlbar oder sichtbar werden. Was heißt nun Resonanzdämpfung? Beim Autogenen Training wird zunächst das Körperliche angesprochen: durch Absenken des Tonus (Grundspannung) der Muskulatur kommt es zu einer Resonanz (= Mitschwingen) im seelischen Bereich: der Mensch wird »ruhiger«. Unkontrollierte Affekte, wie z. B. Wut oder Ärger, können abgebaut werden. Man nennt diesen Vorgang »Resonanzdämpfung der Affekte« *(J. H. Schultz)*. *Kraft* hat dies m. E. noch treffender ausgedrückt: es kommt zu einer Resonanzdämpfung *überschießender* Affekte.

3. Harmonisierung willkürlicher und vegetativer Abläufe

Die quergestreifte (willkürliche) Muskulatur unterliegt unserem bewußten Willen, während die glatte (unwillkürliche) Muskulatur vom vegetativen (autonomen) Nervensystem gesteuert wird. Im Autogenen Training gelingt es nun – bis zu einem gewissen Grade – auch der vegetativ gesteuerten, glatten Muskulatur Impulse zu geben, z. B. im Sinne einer vermehrten Durchblutung – allerdings nicht willentlich, sondern über einen ganz anderen Weg, den Weg der Vorstellung, des Geschehenlassens.

Daneben scheint mir ein weiterer Punkt von wesentlicher Bedeutung: viele Menschen sind sich in gewissen Situationen nicht klar über ihr Gefühl. Sie haben verlernt, oder auch nie gelernt (!), es zu zeigen, und nicht nur das: sie können auch nicht darüber sprechen. Der autogen Trainierende lernt stufenweise, am eigenen Körper etwas wahrzunehmen, zunächst die Wahrnehmung von Schwere oder von Wärme – und er *spricht* darüber. Er lernt einer körperlichen Empfindung nachzuspüren, sie einzuordnen und zu benennen. Ganz unmerklich, und häufig, ohne daß ihm der Übergang bewußt wird, spricht er neben seinem körperlichen Erlebnis eine Stimmung – ein *Gefühl* aus.

Diese neugewonnene Fähigkeit zur Darstellung und zum Aussprechen eines eigenen Gefühls macht den Übenden kommunikativer, nicht nur mit sich selbst, sondern auch mit anderen Menschen, mit seiner Umgebung. Mit anderen Worten, es macht ihn freier und sicherer in seinen zwischenmenschlichen Beziehungen.

4. Willkommenes Nebenergebnis: Leistungssteigerung durch Wegfall störender Affekte

In den Berichten autogen Trainierender spielt die Verbesserung sportlicher Fähigkeiten durch Harmonisierung muskulärer Bewegungsabläufe oftmals eine große Rolle. Und in der Tat: es besteht kein Zweifel darüber, daß mit Hilfe des Autogenen Trainings bei den verschiedensten Sportarten bessere Ergebnisse bis hin zu Höchstleistungen erzielt wurden. In diesem Zusammenhang erinnere ich an die bereits erwähnte Ozeanüberquerung *Lindemanns*, auf die ich im praktischen Teil näher eingehen werde.

Aus meiner persönlichen Einstellung heraus möchte ich jedoch betonen, daß ich die Leistungssteigerung nicht als das direkte Ziel des Autogenen Trainings ansehe, sondern eher als einen willkommenen Zusatzgewinn betrachte. Die Leistungssteigerung entsteht im wesentlichen durch den Wegfall störender Affekte: Wenn ich gelassen und ruhig bin, kann ich konzentrierter arbeiten, ich kann mich besser anspannen, ohne mich zu verspannen oder zu verkrampfen.

Und ich betone nochmals:

Autogenes Training ist kein Leistungssport!

5. Zunahme des Konzentrationsvermögens und der Merkfähigkeit

Unter Konzentrationsvermögen sei hier die Fähigkeit zur Sammlung für die Aufnahme neuer Gedächtnisinhalte verstanden, während Merkfähigkeit definiert werden kann mit der Speicherung früher aufgenommener Gedächtnisinhalte. Diese ist mit der Möglichkeit zur Reproduktion, das heißt der Wiedergabe solcher »engrammierter« Inhalte, eng verknüpft.

Längeres, regelmäßiges Üben vorausgesetzt, kann das Autogene Training beide Vorgänge nachhaltig günstig beeinflussen, eine Wirkung, die besonders von Examenskandidaten geschätzt wird. Im praktischen Teil werde ich dies näher belegen.

6. Schmerzlinderung durch Auflösung (nicht Verdrängung!) bis hin zur Akzeptanz der Störung

Hierbei handelt es sich nicht nur um das bloße Verdrängen eines Schmerzes. Es bedeutet vielmehr ein Auflösen des Schmerzes in sich selbst. Der erlebnismäßige Charakter und damit die innere Einstellung zur Verletzung und zum Schmerz wird dabei nachhaltig verändert.

Es kommt zu einer Veränderung der Schmerzschwelle, wie dieser Vorgang in ähnlicher Weise von der Heterohypnose her bekannt ist. Das Schmerzerlebnis wird affektiv gedämpft, mit anderen Worten: es wird gewissermaßen seines »affektiven Angstmantels« entkleidet.

7. Möglichkeiten zur Selbstbestimmung durch formelhafte Vorsatzbildungen

Bei gewissen Störungen im körperlichen und/oder im seelischen Bereich können bestimmte Vorsätze erfolgreich in den Ablauf des Autogenen Trainings eingeblendet werden. Durch diese sogenannten formelhaften Vorsatzbildungen vermag der Übende *seinem* Training einen ganz persönlichen, individuellen Akzent zu geben. Diese Vorsätze zielen einmal auf eine Normalisierung funktionell gestörter Organfunktionen, zum anderen reichen sie vom Abbau »dummer Angewohnheiten« bis hin zur Arbeit am Charakter.

8. Vertiefte Innenschau

Diese vertiefte Innenschau leitet über zu einer weiteren Stufe des Autogenen Trainings, zu der sogenannten »Oberstufe«. Ich werde darüber in einem besonderen Kapitel berichten (s. S. 135). Hierbei wird die bildhafte Ausformung gedanklicher Vorstellungen (ähnlich dem Erleben im Nachttraum) angestrebt und kann sodann nach tiefenpsychologischen Gesichtspunkten bearbeitet werden.

Daß derartige »Oberstufenerlebnisse« *spontan* bereits in der Grundstufe auftreten können, habe ich anhand verschiedener Protokolle nachweisen können.

Wirkungsweise des Autogenen Trainings

Ist ein Mensch gereizt oder nervös, so wird er unruhig. Die innere Unruhe kann sich zu einem Spannungsgefühl steigern, wodurch er in seiner Entwicklung gestört, also eingeengt wird. Es kommt zu einem Gefühl der Enge, das Angst auslösen kann; Enge und Angst sind zwei Worte, die nicht nur in der deutschen Sprache eine nahe Verwandtschaft haben. Dieser verhängnisvolle Mechanismus Unruhe – Spannung – Enge – Angst stellt einen geschlossenen Kreis dar, der immer wieder durchlaufen wird. Aus ihm gerät der Mensch in einen Zustand der Überspannung und Verkrampfung, der sich zur inneren Panik und Blockierung steigern kann, oder er reagiert je nach Veranlagung und Werdegang mit Aggression (er wird wütend und ausfallend) oder mit Depression (er resigniert und wird traurig). Schließlich kann er ein »Symptom« entwickeln, d. h. er bekommt Kopfschmerzen, Schlafstörungen, Herz- und Atembeschwerden, Beschwerden im Bereich des Magen-Darm-Kanals usw. Mit anderen Worten: Die innerseelischen Spannungen äußern sich in körperlichen Beschwerden, die unter dem Begriff der psychosomatischen Störungen und Erkrankungen bereits erwähnt wurden.

Die Wirkung des Autogenen Trainings besteht darin, eine Spannung abzubauen, zu entspannen. Dadurch löst sich die Unruhe zugunsten einer sich ausbreitenden inneren Ruhetönung, die Angst wird schwächer und schwindet, und aus der Enge wird eine gelöste Weite.

Zur Veranschaulichung diene das Modell in Abb. 2:
Je verankerter im Somatischen, um so schwieriger gestaltet sich die Einübung des Autogenen Trainings. Auf der anderen Seite ist mit geringeren Widerständen zu rechnen, je weniger fixiert eine

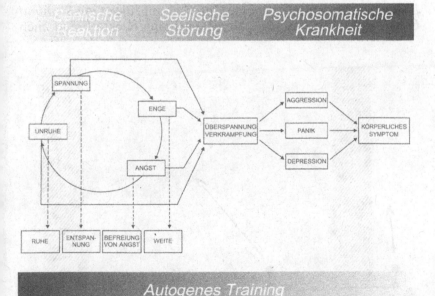

Abb. 2. Wirkungsweise des Autogenen Trainings

innerseelische Reaktion oder Störung ist, was durch die stärkere oder schwächere Schraffierung darzustellen versucht wurde.

Die im Autogenen Training immer wieder erlebte Distanzierung soll Abb. 3a und b veranschaulichen.

Steht man unmittelbar vor einer 200 Meter hohen Wand im Gebirge und schaut hinauf (Abb. 3a), so sieht man keine Möglichkeit der Bewältigung. Entfernt man sich 200 Meter, so steht die Wand (das Problem) zwar objektiv noch in gleicher Größe da. Von dem neuen Standpunkt aus bietet sich jedoch subjektiv ein anderes Bild (Abb. 3b). Die Wand wird für den Betrachter überschaubarer, sie »erdrückt« ihn nicht mehr. Es bieten sich Möglichkeiten der Bewältigung an, z. B. ein Weg, der hinauf- oder um die Wand herumführt.

Ähnlich ist es beim Autogenen Training: Es ermöglicht, die Probleme gewissermaßen aus einer anderen Perspektive zu betrachten und dadurch im innerseelischen Bereich und in der Außenwelt neue Lösungen ins Auge zu fassen. Es ist also eine distanzierende Methode.

J. H. Schultz berichtet über eine Unterhaltung, die er mit *Sigmund Freud* hatte: »Bei unserer ersten Begegnung blickte Freud mich

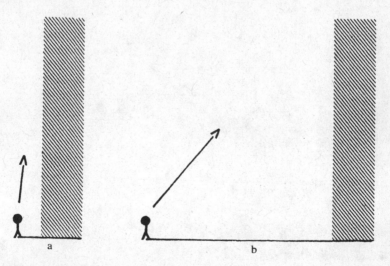

Abb. 3. Die im Autogenen Training erlebte Distanzierung

18

prüfend an und sagte: ›Sie glauben doch nicht, daß Sie damit heilen können?‹ Worauf ich erwiderte: ›Keinesfalls, aber ich meine doch, daß man wie ein Gärtner Hindernisse wegräumen kann, die der echten Eigenentwicklung im Wege stehen!‹ – ›Dann werden wir uns schon verstehen!‹ erwiderte Freud.«

Es ist reizvoll, diesen Gedanken weiter zu verfolgen: Wenn man als Gärtner das Laub wegrecht, das auf dem Weg liegt, können auch einmal Steine (Probleme) zum Vorschein kommen und auf diese Weise einer direkten Bearbeitung zugängig werden.

Das Auffinden – und die Beseitigung – eines solchen Problemsteines im Verlauf eines autogenen Gruppentrainings zeigt folgender Fall:

Einer 26jährigen Sozialpädagogin, die das Autogene Training »interessehalber« erlernen wollte, gelangen die Grundübungen der Schwere und der Wärme nur recht unvollkommen. Der Widerstand war nicht zu übersehen. Als auch die dritte Übung, die Atmung, nicht realisiert werden konnte, führte ich mit der Teilnehmerin ein Einzelgespräch. Sie berichtete, daß ihr in letzter Zeit beim Zusammensein mit anderen Menschen die Atmung erhebliche Schwierigkeiten bereite. Sie fühle sich beunruhigt und gestört durch die Tatsache, daß sie in einer Gruppe immer mehr Luft einatmen müsse, als sie ausatmen könne. Durch diesen Ausatmungsstau gerate sie unter Druck, und die auftretenden Spannungen setzten sich in Aggressionen um, die sie an den ersten Übungsabenden auch recht deutlich demonstrierte.

Zur Biographie: Als Kind lebte sie mit ihren Eltern und einem älteren Bruder in einem Ort mit katholischer Bevölkerung. Sie waren die einzige evangelische Familie. Im Alter von sechs und sieben Jahren besuchte sie eine katholische Schule und war hier wieder das einzige evangelische Kind. Von einer der Lehrerinnen wurde sie als Ketzerin bezeichnet, und die anderen Kinder wurden vom Spielen mit ihr abgehalten.

Damit stand sie außerhalb der Gruppe. Auf diesen Ausschluß reagierte sie mit Übelkeit und Erbrechen vor jedem Schulgang. Auf dem Heimweg lief sie mit gesenktem Kopf und ohne nach rechts und links zu schauen schnell ins Elternhaus, das ihr als Insel der Geborgenheit erschien. Dieser Zustand dauerte zwei Jahre, dann wurde die Lehrerin versetzt. Als das Kind nun mit den andern spielen durfte und damit von der Gruppe angenommen war, hörten Übelkeit und Erbrechen auf. Aber noch heute, wenn die Patientin ihre Eltern in jenem Dorf besucht, ertappt sie sich dabei, wie sie mit gesenktem Kopf und ohne nach rechts und links zu schauen, schnellstens nach Hause läuft.

Die Atemstörung trat erstmals vor acht Jahren auf, als sie 18jährig in einem evangelisch geleiteten Heim tätig war. Hier herrschte ein harter Ritus: Vorschriften mußten strengstens eingehalten werden, das Zeigen von Gefühlsregungen war verpönt. Sie fügte sich, schied jedoch nach einem Jahr aus.

Die Patientin meinte in unserem Gespräch, daß ihr dies alles ja bereits bekannt und auch vollbewußt sei, und es sei überhaupt nichts Unbewußtes dabei. Ich bezweifelte das nicht, wies sie jedoch auf einen möglichen, ihr nicht bewußten Zusammenhang zwischen den früheren traumatisierenden Gruppensituationen in der Schule und im Heim und der Verhaltensweise im Hier und Jetzt hin. Der Stellenwert einer traumatisierenden Situation ist oft dem Patienten nicht recht klar, d. h. ist ihm unbewußt.

Daß diese Mutmaßung zutraf, bestätigte sich 14 Tage später, als die Teilnehmerin von ihren Fortschritten im Autogenen Training berichtete. Die Störung der Atmung war zwar noch nicht völlig behoben, hatte sich aber bereits ganz wesentlich gebessert.

Wer kann das Autogene Training erlernen?

Es unterliegt keinem Zweifel, daß die meisten Menschen in der Lage sind, Autogenes Training zu erlernen. Je »normaler«, d. h. je weniger neurotisch ein Mensch ist, um so leichter fällt ihm die Methode. Ursprünglich hatte *J. H. Schultz* das Autogene Training als eine Methode zur Behandlung von Hochdruckkranken konzipiert. Sehr bald jedoch stellte sich heraus, daß das Anwendungsgebiet viel größer war und bis zur Vorbeugung von Krankheiten, zur Prophylaxe, zur Psychohygiene reichte. Wir verfügen heute über einen ganzen Katalog der verschiedensten Störungen seelischer und körperlicher Art, bei denen Autogenes Training erfolgreich eingesetzt wird. Es vermag »Gesundes zu stärken und Ungesundes zu mindern oder abzubauen« *(J. H. Schultz)*. Es ist in diesem Sinne eine echte Lebenshilfe.

Um das Autogene Training zu erlernen, bedarf es einiger Vorbedingungen:

1. Ein Grundmaß an *Intelligenz*. Da es sich um einen Stoff handelt, der lernend und übend vermittelt wird, muß der Betreffende über eine gewisse intellektuelle Einsichtsfähigkeit verfügen können. Dies dürfte bei Kindern etwa ab dem 8. bis 10. Lebensjahr der Fall sein. Versuche vor diesem Zeitpunkt sind nicht erfolgversprechend. Eine klar geschriebene und praxisnahe Darstellung »Autogenes Training mit Kindern« veröffentlichte *W. Kruse*. Bei Erwachsenen besteht die Möglichkeit bis ins hohe Alter, sofern nicht eine cerebrale Sklerose eine echte Kommunikation verhindert. Der älteste Patient, den ich erfolgreich autogen trainierte, war 78 Jahre alt.

2. *Bereitwilligkeit*. Dazu gehört die persönliche Entscheidung, aus eigenem Antrieb etwas zu unternehmen. Steht ein Zwang im Sinne eines »du mußt« oder »du sollst« dahinter, z. B. bei Beeinflussung durch Angehörige, ist diese Eigenentscheidung gemindert und kann das Erlernen des Autogenen Trainings gefährden oder vermindern. Daher halte ich auch ein für Schulklassen *obligatorisch* eingeführtes Training für wenig sinnvoll, während es dem *interessierten* Lehrer zweifellos von hohem Nutzen sein kann – wie ich immer wieder feststelle.

3. *Vertrauen*. Eine wichtige Voraussetzung ist das gegenseitige Vertrauen zwischen Therapeut und Teilnehmer. Der einzelne muß sich allerdings auch in der Gruppe wohl fühlen.

4. *Stetigkeit*. Um die Übungen zu realisieren, ist eine gewisse Ausdauer und Stetigkeit notwendig. Es handelt sich ja um ein übendes Verfahren. In Punkt 3 und 4 finden wir die o. a. Grundvoraussetzung wieder: Wärme, Rhythmus und Konstanz.

5. *Motivation*. Möchte jemand das Autogene Training aus eigener Strebung erlernen, so spricht man von einer guten Motivation. Gut motiviert sind fast stets Menschen, die einen Leidensdruck haben. Sie wollen die Störungen ihres Wohlbefindens beheben oder sich für eine bevorstehende Bewährungssituation wappnen. Fehlt die Motivation oder wird gar ein anderer Grund vorgeschoben, ist ein Versuch sinnlos. Dies zeigt das folgende Beispiel, wo ich die Einübung des Autogenen Trainings abgelehnt habe: Ein junger Mann kommt mit seiner Verlobten in die Sprechstunde. Die Verlobung besteht seit zwei Jahren. Nach einer etwas weitschweifigen Erklärung stellt es sich heraus, daß er sich von

seiner Verlobten trennen möchte und sie zur Erleichterung des Abschiedsschmerzes zum Autogenen Training drängt. Von seiten des Mädchens besteht zwar Leidensdruck, aber keinerlei Interesse am Autogenen Training. Ich lehnte ab, jedoch war er schwer davon zu überzeugen, daß sein Ansinnen undurchführbar war.

Autogenes Training ist also nicht immer sinnvoll – daß es manchmal kontraindiziert ist, zeigt der nächste Abschnitt.

Grenzen des Autogenen Trainings

Wir haben bisher einiges gehört über die Möglichkeiten, die sich dem Übenden erschließen können, und wir werden im praktischen Teil darüber noch Genaueres erfahren. Es gibt jedoch auch Grenzen des Verfahrens.

Da die freie Verfügbarkeit über wesentliche Persönlichkeitsanteile eine notwendige Voraussetzung ist, kann das Autogene Training erfahrungsgemäß von jenen Menschen nicht realisiert werden, denen diese freie Verfügbarkeit nicht zu Gebote steht. Dies ist der Fall bei Psychosen (Erkrankungen aus dem schizophrenen Formenkreis, Cyclothymie), Schwachsinn, schweren Angst- und Zwangsneurosen, ferner bei der ausgesprochen hysterischen Neurose sowie gepanzerten Charakter-(Kern-)Neurosen und Psychopathien (abnorme Persönlichkeiten). Auch bei körperlichen Erkrankungen treten Schwierigkeiten auf, ebenso in akuten Krisensituationen. Eine hochfieberhafte Lungenentzündung z. B. verhindert die Durchführung des Trainings ebenso wie eine starke emotionale Belastung, beispielsweise der Tod einer nahestehenden Person.

Ganz allgemein kann man sagen: je größer und subjektiv belastender ein Problem ist und je länger es besteht, um so schwieriger gestaltet sich die Einübung des Autogenen Trainings; je weniger belastend und je kürzer bestehend das Problem, desto leichter fällt die konzentrative Selbstentspannung.

Eine wichtige Anmerkung für Gruppenleiter: Bei Patienten mit organischen Erkrankungen, Herz-, Stoffwechsel- und anderen chronischen Leiden muß der Ablauf der Übungen besonders exakt kontrolliert werden, bei Kreislauferkrankungen beispielsweise durch regelmäßige Blutdruckkontrolle. Diese Patienten benötigen einen erfahrenen Therapeuten, der u. U. bestimmte Übungen behutsam und einfühlsam zu modifizieren weiß. Einzelheiten über diese Modifikationen würden den Rahmen dieses Buches sprengen; in den Kapiteln des »praktischen Teils« wird verschiedentlich darauf eingegangen.

Praktischer Teil

Die Vorbereitung

Unabdingbare Voraussetzung zum Erlernen und Einüben des Autogenen Trainings ist die fachliche Leitung durch einen in der Methode ausgebildeten Arzt. Erfolgt die Unterweisung durch einen nichtärztlichen Psychologen, so sollte er sich der Rückendeckung durch einen Arzt versichern, mit dem er möglicherweise auftretende Schwierigkeiten unter Umständen umgehend besprechen kann. Ein großer Vorteil – nicht nur für den Arzt, sondern auch für den einzelnen Teilnehmer – besteht darin, daß das Autogene Training neben der Einzelunterweisung auch in der Gruppe gelehrt werden kann. Die Entscheidung darüber, ob einzeln oder Gruppe, wird in dem vorbereitenden Einzelgespräch mit dem jeweiligen Patienten in gemeinsamer Übereinkunft getroffen.

In diesem vorbreitenden Gespräch[3] lernt der Arzt die Persönlichkeit des Patienten und sein Symptom kennen. Er kann daraus Rückschlüsse auf die dahinter liegende Problematik ziehen. Handelt es sich um einen komplizierten Menschen mit einer fest eingefahrenen Symptomatik, wird man sich für die Einzeltherapie entscheiden – sofern das Autogene Training in diesem Fall überhaupt die Methode der Wahl ist. Der Vorzug der Einzelbehandlung mit dem Autogenen Training besteht darin, daß neben der methodischen Unterweisung genügend Zeit für die Bearbeitung des aktuellen Problems bleibt.

Diese Möglichkeit ist bis zu einem gewissen Grade auch in der Gruppe gegeben, sie ist hier jedoch begrenzter. Dagegen übt die Gruppe auf den einzelnen eine Verstärkerwirkung aus, wie wir im folgenden noch sehen werden: Er lernt leichter. Die Größe der Gruppe ist unterschiedlich: Man unterscheidet die Kleinstgruppe (Arzt und Patient), die Kleingruppen (8–10 Teilnehmer) und die größeren Gruppen (30, 40 oder mehr Teilnehmer). Letztere informieren, sind aber keine Therapie. In unserer Praxis haben sich

---

3 Wichtig ist das Erheben einer biographischen Anamnese nach neurosepsychologischen Gesichtspunkten.

als therapeutisch am wirkungsvollsten die Kleingruppen mit bis zu 10 Teilnehmern bewährt, die sich 7- oder 8mal in Abständen von 7 bis 14 Tagen für die Dauer einer Doppelstunde treffen. Die Gruppen sind gemischt, d. h. sie umfassen weibliche und männliche Teilnehmer. Sie sind geschlossen, d. h. eine Gruppe bleibt während eines ganzen Übungskurses konstant. Es kommen also stets dieselben Teilnehmer einer Gruppe zusammen. Die Teilnehmer sind zwischen 17 und etwa 75 Jahre alt und werden nach Möglichkeit so zusammengestellt, daß sich kein Gruppenmitglied »einsam« fühlt. Dieses »Gefühl der Einsamkeit« kann immer dann auftreten, wenn ein Mensch nach seinem Alter, seinem Geschlecht oder seiner sozialen Stellung keinen Anschluß an die Gruppe findet, also allein bleibt. Das Problem wird für ihn kleiner, wenn man ihm einen ähnlichen »Einsamen« beigesellt: Zwei »Außenseiter« finden gemeinsam besser in die Gruppe hinein. Sie stützen sich gegenseitig.

Die Stimmung in einer Gruppe bewegt sich anfangs im allgemeinen zwischen einer gewissen inneren Spannung, Zweifel und erwartungsvoller Skepsis. Die meisten Teilnehmer haben vom Autogenen Training schon etwas gelesen oder gehört, sicherlich nicht nur Positives. Häufig können sie sich nicht viel darunter vorstellen. Hinzu kommt, daß manche erst einmal die »Psycho-Barriere« übersteigen müssen, da ja hierzulande die seelische Störung und alles, was mit dem Wörtchen »Psycho-« zusammenhängt, immer noch verdächtig ist und als nicht ganz gesellschaftsfähig gilt.

Am Beispiel eines Gruppenkurses läßt sich Erlernen und Einüben des Autogenen Trainings am einfachsten darstellen. Ich möchte daher versuchen, den Verlauf einer solchen (therapeutischen) Gruppe zu schildern, wie sie sich mir in der Praxis bewährt hat. Eingestreute Falldarstellungen sollen das Gesagte illustrieren und verdeutlichen.

Es hat sich mir als nützlich erwiesen, jeder neuen Gruppe zu Beginn zwei »Spielregeln« mitzuteilen, wie sie *R. Cohn* für ihre Methode der »Themenzentrierten Interaktion« (TZI) in der Gruppe aufgestellt hat. Diese Spielregeln sind oft hilfreich und fördern die Kommunikation:

1. *Jede Störung hat Vorrang.* Fühlt sich ein Teilnehmer in irgendeiner Form gestört, sei es, daß er ungünstig sitzt oder etwas nicht richtig oder nicht genügend versteht oder daß seine Gedanken

abschweifen und er unkonzentriert ist, so soll er solche Mißempfindungen nicht unterdrücken oder beiseite schieben, sondern sie mitteilen. Beschäftigt sich nämlich ein Teilnehmer mit einer Störung, *ohne* sie anzusprechen, so ist er nicht mehr am Gruppengeschehen beteiligt. Es wird daher zuerst versucht, die Störung zu bearbeiten oder aufzulösen.

Das Aussprechen von negativen oder störenden Gefühlen soll möglichst unmittelbar und unkonventionell erfolgen. Jeder Teilnehmer hat das Recht, den Gruppenleiter an jeder Stelle zu unterbrechen und seinem Unbehagen Ausdruck zu verleihen.

2. *Die Ich-Form.* Da in der Gruppe jeder Teilnehmer nur über seine eigenen Gefühle und Wahrnehmungen berichten kann, ist es verständlich, daß er sich dabei der »Ich-Form« bedienen soll. Im gleichen Moment, in dem er »wir« sagt oder, wie es häufig geschieht, das Wort »man« verwendet, zieht er sich zurück und wird in seiner Aussage unpersönlich.

Werden diese beiden Grundregeln von der Gruppe akzeptiert und beachtet, wird ein positives und konstruktives Klima erzeugt, das mir für den Erfolg wesentlich erscheint.

J. H. Schultz hat das Autogene Training aus seinen Beobachtungen bei der Hypnose entwickelt. Diese Tatsache vergesse ich in der ersten Stunde nie zu erwähnen, und ich füge erklärend hinzu, daß die Hauptwirkungen sowohl der ärztlichen Hypnose als auch des Autogenen Trainings einmal die *Entspannung* und zum anderen die *Befreiung von Angst* sind. Mit anderen Worten: Abbau von Spannung führt zur Entspannung im somatischen, d. h. körperlichen Bereich. Parallel zu der Entspannung der Muskeln kann im seelischen Bereich Unruhe schwinden, die auch als Vorstufe von Angst verstanden werden kann. Später kommen weitergehende, tiefere Gesichtspunkte hinzu.

Das Autogene Training ist – wie der Name *autogen* sagt – stumm, d. h. es wird in völligem Stillschweigen geübt. Es bedient sich lediglich der gedanklichen Vorstellung. Die didaktische Vermittlung einer stummen Methode ist nur durch umschreibende Erklärungen möglich.

Es ist eine Unsitte mancher »gut-meinender« Übungsleiter, die Übung begleitend vorzusprechen, in der Meinung, damit die Lernphase zu beschleunigen und abzukürzen. Sie verlassen jedoch damit den *autogenen* Boden der Selbstentwicklung und des Auffindens eines eigenen Rhythmus'. Sie stellen damit heterosuggestiv (fremdsuggestiv) ein Hypnoid her, mit anderen Worten: sie führen eine Hypnose durch.

Ein Lernvorgang beginnt mit einem Lernen nach dem Wort. Der Übende erlebt sodann – an sich selbst vollziehend – Wahrnehmungen der Schwere und der Wärme und er ist gehalten, nach der Übung darüber zu sprechen, das Erlebte zu verbalisieren. Oftmals kommt es – zunächst von ihm selbst noch unbemerkt – über das Aussprechen dieser Wahrnehmungen zu einer Mitteilung von Gefühlen. Und gerade über Gefühle wird in vielen Familien häufig gar nicht gesprochen. Sie sind tabuisiert.

Zu dem Lernen nach dem Wort tritt schon bald ein neuer Gesichtspunkt hinzu, nämlich das Lernen am Erfolg. Und dieses Lernen am Erfolg bedeutet eine wesentlich bessere Motivation, getreu dem Motto: wenn mir eine Sache etwas (ein-)bringt, bin ich eher geneigt mich damit zu beschäftigen.

Jedes Wort hat eine Wirkung. Jeder Gedanke bzw. jede gedankliche Vorstellung ist ein Wort von mir an mich selbst und muß somit ebenfalls eine Wirkung haben. Lacht ein Mensch in einer Gruppe ohne ersichtlichen Grund vor sich hin, so wird er vermutlich an irgend etwas Lustiges gedacht haben: Seine gedankliche Vorstellung von etwas Lustigem bewirkt das Lachen.

Der an dieser Stelle eingeschaltete Pendelversuch ist zur bildhaften Verdeutlichung hilfreich.

Der Pendelversuch

Ein Pendel, bestehend aus einem 20 cm langen Faden, an dessen Ende ein kleiner fester Gegenstand (Knopf, Kugel o. ä.) befestigt ist, wird von dem Übenden mit Daumen und Zeigefinger erfaßt. Der Teilnehmer soll dabei möglichst entspannt sitzen und die Hand nicht bewegen. Er wird aufgefordert, sich auf die zunächst noch ruhig hängende Kugel zu konzentrieren und sich – mit geschlossenen oder offenen Augen – auf eine Bewegungsrichtung einzustellen, z. B. vor und zurück oder links und rechts. (Es geht auch kreisförmig, längs-oval oder quer-oval.) »Automatisch«

(= unwillkürlich, unbewußt) beginnt die Kugel in der vorgestellten Richtung zu schwingen. Einige Sekunden nach dem Einschwingen des Pendels in eine bestimmte Richtung wird der Übende aufgefordert »umzudenken«, also z. B. von vor-zurück auf links-rechts. Die Kugel macht sodann einige charakteristische Bewegungen, die willentlich (also bewußt) nicht nachahmbar sind, bevor sie sich auf die neue Richtung (in unserem Beispiel links-rechts) einstellt. Für die meisten Teilnehmer sind die Bewegungen des Pendels überraschend, weshalb die Überzeugungskraft dieses Versuches groß ist. Dies kann verbal unterstrichen werden:

»Bloßes Denken« führt zu einer materiellen Veränderung im Körpergeschehen, mit anderen Worten: Jeder Gedanke bzw. jede gedankliche Vorstellung hat die Tendenz, sich durchzusetzen.

Gegen jeden Gedanken gibt es jedoch einen Widerstand, also eine Kraft, die dem Gedanken zuwiderläuft. So ist Kritik jeder Art, auch die Eigenkritik, ein Widerstandsphänomen. Diesen Widerstand kann man mit einem weiteren einfachen Versuch illustrieren:

Der Fallversuch

Die Gruppe wird aufgefordert, aufzustehen und sich mit geschlossenen Füßen in möglichst lockerer, entspannter Haltung so hinzustellen, daß die Waden den dahinterstehenden Sessel oder die Bank leicht berühren. Die Teilnehmer werden gebeten, die Augen zu schließen und sich einige Sekunden lang möglichst intensiv vorzustellen: »Ich falle rückwärts.«

Die meisten Gruppenmitglieder zeigen ein leichtes Schwanken, sehr selten kommt es vor, daß sich jemand tatsächlich nach rückwärts in den Sessel fallen läßt. Schwankungen beinhalten mindestens zwei Bewegungen: auf die Bewegung nach hinten (= der Gedanke hat die Tendenz, sich durchzusetzen) folgt eine leichte Bewegung nach vorn (= der Widerstand gegen den Gedanken des Rückwärtsfallens, infolge der gleichzeitigen Vorstellung, man könnte sich beim Fallen weh tun). Dieses Schwanken tritt meist als Vorwärts- und Rückwärtsbewegung, gelegentlich auch als seitliches Schwanken auf. Wieder: Impuls-Widerstand!

Diese *beiden einleitenden Versuche* bewähren sich nicht nur in der Gruppenarbeit, sie sind auch in der Einzelunterweisung nützlich. Es scheint mir jedoch kein Zweifel daran zu bestehen, daß die Wirksamkeit im Gruppengeschehen intensiver ist. Nach den Versuchen kommt es zu lebhaften Gesprächen und Interpretationen. Die Gruppenmitglieder ziehen untereinander Vergleiche, es beginnen die ersten »Interaktionen«. Nach meiner Erfahrung ist der Pendelversuch im allgemeinen fast immer erfolgreich, während der Fallversuch etwa zu 75 Prozent zutrifft.

Der aufmerksame Gruppenleiter wird bereits jetzt aus diesen beiden ersten Grundversuchen eine Reihe von nützlichen Beobachtungen und Erfahrungen für die weitere Arbeit ziehen können. Beim Pendelversuch beispielsweise pflegen Rechtshänder und umgestellte Linkshänder das Pendel in die rechte Hand zu nehmen. Beim Fallversuch ist Vorsicht geboten bei Patienten mit Gleichgewichtsstörungen.

Die Haltung

Zur Durchführung der Übungen ist es als erstes erforderlich, eine bequeme Haltung einzunehmen. Dazu bietet sich an

1. das Liegen,
2. das Sitzen in einem bequemen Stuhl,
3. das Sitzen auf einem Hocker (Droschkenkutscherhaltung).

Zu 1: Meist wird das Liegen am angenehmsten empfunden. Der Übende liegt dabei auf dem Rücken mit nebeneinanderliegenden Beinen, wobei die Fußspitzen leicht nach auswärts fallen. Die Arme liegen leicht abgewinkelt neben dem Körper, die Handflächen zeigen nach unten. Der Lagerung des Kopfes sollte besondere Aufmerksamkeit geschenkt werden: Entweder liegt der Kopf flach oder er bekommt als Unterlage ein Kissen oder eine Nackenrolle. Die Augen sind während der ganzen Übung geschlossen.

Als recht bequem wird beim Liegen eine leichte Unterstützung der Kniekehlen durch eine daruntergeschobene Deckenrolle oder ein kleines Kissen empfunden. Die Unterstützung der Kniekehlen bringt einmal den Bandapparat beider Kniegelenke in eine optimale Entspannungshaltung. Zum anderen bewirken die etwas angehobenen Oberschenkel ein besseres und breiteres Aufliegen der Lendenwirbelsäule auf der Unterlage. Dies wird ganz besonders von all jenen Personen als angenehm empfunden, die zu einem Hohlkreuz neigen.

Zu 2: Das Sitzen in einem Lehnstuhl mit Kopf- und Armstützen ist eine weitere bequeme Haltung. Die Füße stehen nebeneinander, die Kniegelenke bilden einen Winkel von etwas mehr als 90 Grad und fallen leicht nach außen, wodurch die Oberschenkelmuskulatur gut entspannt ist. Die Hände liegen locker auf den Armstützen oder auf den Oberschenkeln. Der Kopf ist an die Kopfstütze angelehnt.

Welche der beiden Haltungen (Liegen oder Sitzen) bevorzugt wird, ist für das Ergebnis unerheblich: es kommt lediglich darauf an, daß der Übende sich wohl fühlt und die eingenommene Haltung als angenehm empfindet.

Nicht immer jedoch ist eine Gelegenheit zum Liegen oder zum bequemen Sitzen vorhanden; dann besteht die Möglichkeit, eine dritte Haltung einzunehmen, die *J. H. Schultz* den Berliner Droschkenkutschern abgeschaut hat.

Zu 3: Bei der »Droschkenkutscherhaltung« setzt man sich gerade auf eine Bank oder einen Hocker. Die Fußsohlen berühren den Boden, die Knie fallen etwas auseinander, und die Kniegelenke bilden einen etwas mehr als rechten Winkel. Das gerade Sitzen wird am besten dadurch erreicht, daß der Oberkörper leicht vor- oder rückwärts bewegt wird, bis die »Mitte« gefunden ist. Der Kopf befindet sich dann in einer senkrechten Linie über dem Gesäß. Nach einem leichten Auspendeln der Arme rechts und links fallen die Hände mit leichtem Schwung auf die etwas gespreizten Knie, so daß die Ellbogen in der Luft frei bleiben. (Nicht auf die Oberschenkel aufstützen!) Jetzt fällt der Rumpf in sich zusammen, so daß die Wirbelsäule einen »Katzenbuckel« macht. Dadurch hängt nunmehr der gesamte Oberkörper ohne jede Muskelspannung in den Bändern der Wirbelsäule. Schließlich fällt der Kopf leicht nach vorne, jedoch nicht zu weit, damit Muskelspannungen im Nacken vermieden werden.

Das Autogene Training ist eine Methode des täglichen Lebens. Es muß daher eine Möglichkeit gegeben sein, auch ohne die häusliche Couch oder den Lehnstuhl zu üben. Die »Droschkenkutscherhaltung« ermöglicht es dem Übenden, auf dem Bürostuhl oder der Parkbank, auf jedem Hocker sein Autogenes Training durchzuführen. Sie stellt sicher keine ideale Haltung dar, und es soll nicht verschwiegen werden, daß besonders Patienten mit dem recht häufigen »Nackensyndrom« (= schmerzhafte Verspannungen der Nackenmuskulatur) mit dieser Haltung gewisse Schwierigkeiten haben.

Übergänge zwischen den oben angeführten Haltungen sind selbstverständlich möglich.

Druck jeglicher Art ist einer Entspannung hinderlich, und es ist notwendig, sich mit den Übenden über die Vermeidung eines Druckgefühls sehr intensiv zu unterhalten. Es ist eine Tatsache, daß ein im Alltagsleben kaum als unangenehm empfundener Druck im Zustand des Autogenen Trainings als außerordentlich störend wahrgenommen wird. Beengende Kleidung ist zu vermeiden, Kragen, Gürtel u. ä. sind zu öffnen bzw. zu lockern. Auch Haftschalen, eine Brille, selbst zu fest geschnürte Schuhe können das Autogene Training entscheidend stören. Vor der Übung sollte auch die Blase entleert werden. Der schlimmste Druck jedoch, unter dem wir wohl alle stehen, ist der Zeitdruck. Steht jemand unter Zeitdruck (»in 10 Minuten geht mein Zug, jetzt *muß* ich noch ...«) und versucht, seine Übung durchzuführen, so wird er wenig spüren. Einmal steht ein »muß« dahinter, und zum anderen ist es unmöglich, einer an sich schon knappen Zeit noch eine Zeitspanne für das Autogene Training abzuringen.

Kann jedoch jemand von sich sagen: »Jetzt habe ich Zeit« oder: »Jetzt möchte ich gern mein Autogenes Training machen«, dann ist eine wesentliche Voraussetzung für das Gelingen der Übung erfüllt. Grundsätzlich gilt:

Weg vom *»Ich muß«* (Abbau von Über-Ich)
Hin zum *»Ich möchte«* (Ich-Stärkung).

Genaueres über Zeit und Ort wie über Dauer und Anzahl der Übungen erfahren Sie später.

Das Herausfinden des Übungsarmes

»Der rechte (linke) Arm ist ganz schwer«

Das Autogene Training beginnt mit der Muskelübung, da die Muskelbewegung dem Menschen vertraut und im allgemeinen auch stets verfügbar ist. Die Grundidee dabei ist, sich nur auf einen begrenzten Teil des Körpers zu konzentrieren und zwar auf jenen Teil, der am Ich-nächsten ist, mit anderen Worten: zu dem eine kurze Verbindung besteht oder zu dem die »Leitung am kürzesten ist« (Ausspruch eines Patienten). Das ist beim Rechtshänder der rechte, beim Linkshänder der linke Arm.

Der erfahrene Gruppenleiter wird schon beim Pendelversuch einen ersten Überblick bekommen können, wer in der Gruppe Rechts- bzw. Linkshänder ist, je nachdem in welche Hand das Pendel genommen wird. Häufig sind »umgestellte Linkshänder« nicht sicher, welcher Arm bei ihnen der »Gebrauchsarm« ist. Hier verfahre ich so, daß ich ohne nähere Bezeichnung rechts oder links üben lasse mit dem Vorsatz »Der Arm ist ganz schwer«. Jener Arm, in dem sodann die Schwere festgestellt wird, ist der Übungsarm. Mit diesem Arm wird weitergeübt. Mit anderen Worten: Der Übende hat hier eine Frage an sein Unbewußtes gestellt und eine Antwort erhalten.

An dieser Stelle fordere ich die Übenden auf, den Arm anzuheben, also zu spannen, und ihn anschließend fallen zu lassen, also zu entspannen. Dies ist eine ebenso einfache wie hilfreiche Demonstration: Der Arm liegt schwer auf der Unterlage.

Die Ruhetönung

»Ich bin ganz ruhig«

Will sich ein Mensch zur Ruhe *zwingen*, erreicht er häufig damit genau das Gegenteil: er wird eher unruhig und verkrampft. Das Gleiche gilt für das Einschlafen-*Wollen*: durch die vermehrte Aktivität des zielgerichteten, aktiven Denkens wird die innere, passiv-empfangende Haltung verhindert, die für ein Hineingleiten in den Schlaf unabdingbare Voraussetzung ist.

Das Autogene Training ist eine Methode, durch die ich auf Umwegen am besten zum Ziel gelangen kann.

Ein wesentliches Ziel ist die innere Ruhe, die auf dem Umweg über die Schwere des Armes und die weiteren Übungen erreicht werden kann.

Die Zielsetzung des ganzen Autogenen Trainings ist somit die innere Ruhe. Sie darf nicht als »Übung« mißverstanden werden, sie ist auch kein Befehl, den sich der Übende selbst geben kann. Es ist ein Einstimmen auf eine Gefühlstönung, die sich im weiteren Verlauf dem Übenden »von selbst« öffnet. »Das Wesentliche an der Ruhetönung liegt im Atmosphärischen, auf das man sich einstimmt« (Hoffmann).

An dieser Stelle ist es besonders für den Anfänger wichtig, die notwendigen Voraussetzungen für das Ruheerlebnis zu schaffen: bewußt lockeres Sich-hinlegen oder Sich-hinsetzen baut einen Teil der körperlichen Schranken und Barrieren ab und erleichtert das Hineingleiten in die gesenkte Bewußtseinslage. Eine weitere wichtige »Hilfe« ist die »innere Sammlung« (J. H. Schultz), d. h. die Distanzierung von störenden Einflüssen von außen und die Hinwendung auf das Innen, soweit dies auf der bewußten Ebene möglich ist.

Eine im fünften Monat Schwangere, die in Hinblick auf ihre kommende Entbindung an einem Kurs teilnahm, fand nach einigen Wochen der Übung eine Formulierung: »Wir sind ganz ruhig« (s. S. 83).

Die Zurücknahme

Vor Beginn der ersten gemeinsamen Übung ist es noch erforderlich, die Gruppe über einen sehr wichtigen Punkt aufzuklären: die sogenannte Zurücknahme. Sie beendet die Übung und ist in ihrer exakten Ausführung genauso wichtig wie die Anleitung, sich in das Autogene Training hineingleiten zu lassen. Das Training verläuft sozusagen zweigleisig: einmal auf dem körperlichen Sektor (Schwere), zum anderen auf dem seelischen Feld (Ruhe). Der Übende muß aus dem Zustand entspannter Gelöstheit und der Schicht des gesenkten Bewußtseins wieder zurückfinden in die normale Verfügbarkeit seiner Muskulatur, seiner Gliedmaßen und seines Bewußtseins. Dies geschieht stets in folgender Weise:

1. Arme fest,
2. Atmung tief,
3. Augen auf.

Zu 1: Es werden beide Hände so kräftig zur Faust geballt, daß die Knöchel weiß werden. Beide Unterarme werden zügig und kräftig gegen die Oberarme gebeugt. Diese Bewegung darf nicht als eine harte, krampfartige gymnastische Übung mißverstanden werden, sondern soll lustvoll erlebte Rückkehr in die Spannung ausdrükken.

Zu 2: Durch zwei- bis dreimaliges tiefes Ein- und Ausatmen wird den Lungen mehr Sauerstoff zugeführt. Nach einigen Übungen finden die Gruppenmitglieder ihren eigenen Rhythmus der Zurücknahme, indem sie bei der Einatmung die Arme abbeugen und bei der Ausatmung ausstrecken.

Zu 3: Zu allerletzt werden die Augen wieder geöffnet. Der Augenschluß dient der Abschirmung optischer Eindrücke. Er hilft dem Übenden bei der Innenwendung.

Sehr zu Recht hat *Barolin* nachdrücklich auf den wichtigen therapeutischen Wert hingewiesen, der in einer kräftigen Zurücknahme liegt, und zwar ganz besonders für jene Menschen, die zu einem niedrigen Blutdruck neigen, morgens schlapp sind und schlecht aus dem Bett finden. Gerade für diesen Personenkreis kann die energische Zurücknahme einen sehr günstigen dynamisierenden und aktivierenden Effekt entfalten ... Das Aufstehen fällt leichter.

Die erste Übung (Schwere)

Der rechte (linke) Arm ist ganz schwer (etwa 6mal)
Ich bin ganz ruhig (1mal)

Die Frage »Wie schwer ist eigentlich schwer?« klingt einfach, ist jedoch gar nicht so leicht zu beantworten.

Zur besseren Verdeutlichung hat sich mir an dieser Stelle der »Kästchenversuch« bewährt: Zwei Holzkästchen gleicher Länge und Breite (20 cm × 6 cm), von denen das eine 3 cm, das andere 6 cm hoch ist, stehen aufeinander. Das obere, kleinere ist mit Blei gefüllt und wiegt 1200 Gramm, das untere, größere ist leer und wiegt etwa 100 Gramm. Man läßt nun zuerst das obere Kästchen anheben und anschließend beide zusammen. Das Gewicht beider Kästchen zusammen wird regelmäßig leichter empfunden als das des oberen Kästchens allein, obwohl jeder vernünftige Mensch weiß, daß zwei Dinge nie leichter sein können als eines. Der Versuch ist immer wieder überraschend und für die demonstrative Verwendung zur Einführung in das Autogene Training gut geeignet. Der Übende bekommt durch ihn einen Eindruck von der Wichtigkeit der Vorstellungskraft beim Menschen.

Es handelt sich dabei um ein »kinästhetisches Phänomen« und nicht lediglich um eine optische Täuschung. Unter »Kinästhesie« versteht man die Fähigkeit des Menschen, Lage und Bewegungsrichtung von Körperteilen zueinander und in bezug zur Umwelt unbewußt zu kontrollieren und zu steuern. Man spricht auch von »Tiefensensibilität«. Beweis: Blinde reagieren bei dem Kästchenversuch genau wie Sehende.

Nach diesen einleitenden Demonstrationen und Informationen geht die Gruppe in die erste Übung, mit anderen Worten: sie geht von der intellektuellen Ebene des Verstandes in die Erlebnisebene des Gefühls. Als erstes lasse ich hierbei im allgemeinen in der Droschkenkutscherhaltung üben, obwohl diese Haltung für den Anfänger schwierig und besonders für Patienten mit Verspannungen der Nackenmuskulatur (Nackensyndrom) weniger geeignet ist.

Bei der später folgenden zweiten Übung ist es dem einzelnen Übenden freigestellt, ob er im Liegen oder in einem bequemen Sessel üben möchte, was von ihm dann um so angenehmer empfunden wird. Matten, Decken und Kissen liegen bereit.

Die Übung selbst erfolgt bei mir in *völligem Stillschweigen*: Die Gruppe hat ihre Anweisung erhalten, und jeder Teilnehmer soll sich dabei die Schwere des Armes möglichst plastisch und bildhaft vorstellen. Manche Gruppenleiter bevorzugen ein Vorsprechen der Übung in der Gruppe, in der Meinung, auf diese Weise dem einzelnen eine bessere Hilfe zum Einstieg in das Autogene Training anzubieten (s. auch S. 29). Wer dies tut, muß sich jedoch darüber im klaren sein, daß dies kein *Autogenes* Training mehr ist, sondern eine heterosuggestive Maßnahme.

»Es ist unbedingt daran festzuhalten, daß immer in vollem Schweigen auch des Versuchsleiters geübt wird; sobald er ›vorspricht‹ oder ›nachhilft‹, ist das autogene Prinzip völlig aufgehoben« (J. H. Schultz).

Ergänzend sei angefügt, daß Vorsprechen in der Gruppe oft als »Bevormundung« im wahrsten Sinne des Wortes empfunden und von einzelnen Teilnehmern gelegentlich direkt abgelehnt wird. Es scheint mir eher die narzißtischen Bedürfnisse des Gruppenleiters zu befriedigen, als den Kursteilnehmern weiter zu helfen.

Das Autogene Training ist aufgebaut auf der einsichtigen Mitarbeit des Übenden. In meinen – therapeutischen – Gruppen versuche ich nach Möglichkeit nur Teilnehmer mit einer gewissen Ich-Reife oder Ich-Stärke aufzunehmen. Überall in der Psychotherapie gilt es als Grundprinzip, den zu Behandelnden so anzuleiten, daß er selbst etwas an sich und in sich tun kann. Eine Veränderung kann nur eintreten durch eigene persönliche Mitarbeit. Warum sollte dies gerade beim Autogenen Training anders sein?

Wie wichtig das Üben in völligem Stillschweigen ist, mag folgende Beobachtung aus einer ersten Kursstunde illustrieren: Nach der ersten gemeinsamen Übung berichtet eine 30jährige Teilnehmerin:
»Merkwürdig, ich habe mich dauernd versprochen. Statt ›ich bin ganz ruhig‹ habe ich ständig gedacht ›ich bin ganz *allein*‹!«
Darauf ich: »Sind Sie allein?«
Die Teilnehmerin: »Ich bin ja gar nicht allein. Ich bin verheiratet und habe zwei Kinder.«
Ich frage: »Vielleicht waren Sie einmal allein?«
Darauf berichtet sie nach kurzem Nachdenken: »Ja, als ich vier Jahre alt war, ließen sich meine Eltern scheiden, und ich mußte zu meiner Großmutter ziehen. Da ich mich dauernd mit anderen

Kindern raufte, stellte mich meine Großmutter mit gefesselten Händen auf die Straße. Da war ich sehr allein!«

Durch einen Versprecher im Autogenen Training wurde hier im nachfolgenden Gespräch eine frühe traumatische und belastende Situation erinnert und eine Bearbeitung ermöglicht.

Ein Vorsprechen der Übung meinerseits hätte den Versprecher vermieden und damit das Hochkommen der Erinnerung an die Situation der gefesselten Hände verhindert.

Das schließt nicht aus, daß ich in der Einzelbehandlung mit dem Autogenen Training die Übung vorspreche, mit anderen Worten eine Hypnose durchführe, besonders dann, wenn es aus äußeren Gründen notwendig ist, zu einem raschen Anfangsergebnis zu kommen. Diese äußeren Gründe können vielfältig sein, es sei hier nur an die Notfallsituation einer akuten Prüfungsangst erinnert.

Nach etwa 2 Minuten unterbreche ich die Übung der Gruppe mit den Worten: »Bitte nehmen Sie zurück.« Anschließend lasse ich mir von jedem einzelnen berichten mit der allgemeinen Aufforderung: »Was haben Sie wahrgenommen? Und vor allem: was haben Sie *nicht* gespürt und was hat gestört?« Durch die ausdrückliche Betonung der Frage nach *Nicht*-gespürtem und nach Störungen fühlt sich der einzelne besser angenommen und verstanden. Das führt zu einer Entlastung und ermutigt ihn zum Beispiel zu der Mitteilung: »Ich habe gar nichts gespürt, nur die Geräusche von der Straße haben mich furchtbar gestört!« Ohne daß es ihm dabei bewußt wird, kann sich bei ihm der Gedanke festigen, daß das Autogene Training kein Leistungssport ist, von ihm nicht zu viel erwartet wird und das Aussprechen »negativer« Gefühle und Störungen vom Gruppenleiter akzeptiert wird.

Diese Verfahrensweise scheint mir wichtig, um den gruppendynamischen Prozeß zu aktivieren und damit zu einem fruchtbaren Gruppenklima zu gelangen.

Das nun folgende Gruppengespräch wird lebhaft, und für die Gruppenleiter bieten die Mitteilungen aus der Gruppe genügend Anhaltspunkte, um einige der wichtigsten Störfaktoren, ihre möglichen Ursachen und Wirkungen und ihre Überwindung in seminarähnlicher Form zu besprechen.

Störfaktoren

Die wichtigsten Störfaktoren, die im allgemeinen als erstes angesprochen werden, sind:

1. Störgedanken,
2. Geräusche,
3. Erwartungsspannung,
4. Phänomen des entgegengesetzten Armes,
5. Schlucken, Jucken, Husten, Lidflattern.

Zu 1: Störgedanken: Es handelt sich hierbei um all jene Gedanken und Gedankensplitter, die die meisten Menschen an einer Konzentration auf ein bestimmtes Ziel hindern. Es sind dies Tagesreste aus unserem täglichen Leben, von Dingen, die wir eben erlebt haben, oder von solchen, die wir vor uns haben. Begebenheiten aus dem familiären oder beruflichen Leben.

»Wir können nicht verhindern, daß die Gedanken wie schwarze Vögel über unseren Häuptern kreisen, aber wir können vermeiden, daß sie in unseren Haaren Nester bauen«,
besagt ein alter chinesischer Spruch, der auch von Luther verwendet wurde.

Man versucht, einen Gedanken kommen zu lassen, ohne sich dagegen zu wehren, und ihn weiterlaufen zu lassen, ohne ihn festzuhalten, d. h. ohne ihn zu bewerten. Ertappt sich jemand bei einem Abschweifen seiner Gedanken, so sollte er sich wieder der Konzentration auf die Schwere des Armes zuwenden – jedoch ohne Ärger, ohne ein Schuldgefühl zu bekommen und ohne feststellen zu wollen, ob er gerade zum zweiten oder vierten Mal bei der Vorstellung »Der rechte Arm ist ganz schwer« angelangt war.
   Selbstverständlich kann dies nur für Störgedanken allgemeiner Natur gelten; bei Problemgedanken mit ihrem affektiven Gehalt dagegen ist die Anwendung einer solchen Technik nicht nur nutzlos, sondern sie kann zu Aggressionen führen.

Zu 2: Geräusche: Man sollte sowohl im Übungsraum als auch zu Hause nach Möglichkeit dafür sorgen, daß die Übungen in einem leicht abgedunkelten Raum ohne störenden Lärm durchgeführt werden. Diese Forderung ist besonders hinsichtlich der Geräusche bisweilen schwer zu erfüllen.

Das Geräusch des flutenden Straßenverkehrs wird im allgemeinen als weniger störend empfunden als ein plötzlich im Zimmer auftretendes Geräusch wie das Knacken der Dielen oder ähnliches. Als besondere Hilfe für den Übenden hat es sich bewährt, den Vorsatz in die Übung einfließen zu lassen:

»Geräusch(e) ganz gleichgültig«

»Gleichgültig« bedeutet in diesem Zusammenhang Distanzierung: Besteht zu einem äußeren Geräusch ein größerer Abstand, stört es nicht mehr.

Hierbei kommt es zu einem bemerkenswerten Phänomen: Anfangs wird der Übende durch diesen Satz in seiner Aufmerksamkeit auf das Geräusch direkt hingelenkt, aber schon nach einigen Tagen beginnt sich diese »formelhafte Vorsatzbildung« auszuwirken: Es kommt zu einem »Vollzugszwang«[4], d. h. das Geräusch *wird* dem Übenden tatsächlich gleichgültig.

Unser Übungszimmer liegt an einer Hauptverkehrsstraße und ist nicht als ausgesprochen ruhig zu bezeichnen. Meine Frage zu Beginn des Kurses, wer sich von den Geräuschen gestört fühlt, wird somit mindestens von der Hälfte der Teilnehmer bejaht. Wird die gleiche Frage nach zwei bis drei Wochen wieder gestellt, so melden sich meist nur noch einer oder zwei aus der Gruppe. Die Geräusche sind den Übenden weitgehend gleichgültig geworden. Das Nicht-mehr-gestört-werden durch Geräusche wird so für den einzelnen und auch für den Gruppenleiter geradezu ein Maßstab für den Übungsstand im Autogenen Training.

Zu 3: Erwartungsspannung: Das Auftreten von Herzklopfen, Schwierigkeiten mit der Atmung u. ä. sind häufig vorkommende

---

4 Die Bezeichnung »Vollzugszwang« scheint auf den ersten Blick dem Begriff »autogen« zu widersprechen. Sie geht auf *J. H. Schultz* zurück, der in bezug auf das gesamte Autogene Training von einem »erworbenen Vollzugszwang im normalen Seelenleben« sprach, der sich »tiefer und tiefer einwurzelnd im wahrsten Sinn des Wortes in Fleisch und Blut übergeht.« Diese Bezeichnung steht hier synonym für »automatisch« oder »von selbst«, s. a. Kapitel über formelhafte Vorsatzbildungen.

Zeichen innerseelischer Spannungsgefühle. Neben der anfangs für viele Teilnehmer neuartigen Gruppensituation und der ungewohnten Haltung treten häufig Gedanken auf, die eine Erwartungsspannung ausdrücken: Mache ich das auch richtig? Werde ich dies überhaupt können? Werde ich mein Ziel erreichen? Bin ich nicht zu ungeschickt dazu? Solche und ähnliche nicht verbalisierte Gedankensplitter mögen hierbei eine Rolle spielen.

An dieser Stelle scheint es mir wichtig, darauf hinzuweisen, daß jeder Mensch, der im Leben etwas erreichen will, aktiv sein muß. Er muß nach irgendeiner Richtung hin eine Aktivität entfalten. Hier, beim Autogenen Training, muß der Übende zwar auch in gewisser Weise »aktiv« sein: Er soll sich konzentrieren, was zweifellos als eine Form von Aktivität anzusehen ist, es aber dann geschehen lassen. G. R. Heyer hat einmal den schönen Satz geprägt:

»Wer sich im Autogenen Training läßt – wird gelassen.«

Anders ausgedrückt: Der Übende soll warten auf das, was geschieht, und nicht erwarten, daß alles gleich vorhanden ist, oder daß etwas bereits Vorhandenes noch mehr wird. Zwischen »warten *auf* etwas« und »erwarten, daß ...« ist ein großer Unterschied.

Zu 4: Phänomen des entgegengesetzten Armes: Nicht selten kommt es vor, daß ein Teilnehmer über ein deutliches Auftreten von Schwere im *linken* Arm berichtet, obwohl er als Rechtshänder auf den rechten Arm eingestellt hat. Nach meiner Erfahrung handelt es sich hier häufig um Menschen mit einem Autoritätsproblem. Den meisten werden eigene Erlebnisse früherer kindlicher Trotz- bzw. Ablösungsphasen noch in Erinnerung sein, als sie gerade das Gegenteil von dem taten, was sie hätten tun sollen, z. B. einwärts statt auswärts zu gehen, einen Buckel zu machen statt aufrecht zu gehen, in den Aschenbecher zu blasen, weil es so schön staubt, oder ähnliches. Der Übende verhält sich im Autogenen Training zu seinem rechten Arm wie früher die Mutter oder der Vater zu ihm selbst. Der rechte Arm läßt ihn jetzt den Widerstand erleben, indem sich in ihm das Schweregefühl gerade nicht etabliert. Der innere Widerstand verhindert unbewußt, daß sich die Schwere im Übungsarm einstellt. Da sich aber die Entspannung durchsetzen möchte, wird sie im entgegengesetzten Arm (gelegentlich auch in den Beinen) wahrgenommen.

Abhilfe: Der Übende geht in Gedanken vom rechten auf den linken Arm über und versucht *nicht*, durch intensives Wollen die Schwere im rechten Arm zu erzwingen. Der Körper macht es ihm vor, und seine Aufgabe ist lediglich, diesem Wunsch nachzugeben. Eine der wichtigsten Regeln des Autogenen Trainings ist das Nachgeben-können, das *Geschehenlassen* und nicht das willentliche Zwingen oder Erzwingen-wollen.

Zu 5: Weitere häufige Störmechanismen entstehen durch den Zwang zum Schlucken, durch Juck- oder Hustenreiz und schließlich durch mangelnden Augenschluß bzw. Lidflattern. Ist die Störung durch Schlucken, Juck- oder Hustenreiz nicht zu intensiv, hilft häufig die Indifferenzformel:

»Schlucken (ganz) gleichgültig«
»Jucken (ganz) gleichgültig«
»Husten (ganz) gleichgültig«

Dadurch kann es zu der nötigen Distanzierung von dem Störerlebnis kommen. Hilft dies nicht, so sollte sich der Übende nicht scheuen, einmal kurz zu schlucken, sich zu kratzen oder zu räuspern. Er wird im allgemeinen überrascht sein, wie wenig eine solche Handlung seine Übung stört. Sehr selten jedoch ist das störende Ereignis so intensiv, daß die Übung unterbrochen werden muß.

Manche Kursteilnehmer führen anfangs einen verzweifelten Kampf mit den Augenlidern, oft ein Zeichen innerer Nervosität und unbewußter Widerstände. Dies zeigt sich in Lidflattern wechselnder Intensität bis hin zu dem fast zwanghaften Öffnen der Augen. Sie sind dann krampfhaft bemüht, die Augen zu schließen, und genau dieses krampfhafte Wollen verhindert die Durchführung der Übung. Ich empfehle solchen Übenden, einfach dem Drang nach Öffnung der Augen nachzugeben. Anschließend soll der Übende einen Punkt im Raum fixieren und nicht die Augen umherwandern lassen. Dadurch ermüden die Augen und pflegen sich darauf »wie von selbst« zu schließen.

Gelegentlich kommt es vor, daß ein unerwünschtes Wärmegefühl, eine Art Hitzewallung, im Kopf auftritt, das bisweilen von einem leichten Schwindelgefühl begleitet ist. Dieses Wärmegefühl im Kopf wird häufig von den Teilnehmern spontan nicht mitgeteilt, da sie der irrigen Meinung sind, es gehöre üblicherweise dazu. Die ausdrückliche Frage des Gruppenleiters nach dem unbeabsichtigten Auftreten von Wärmegefühl im Kopf oder von Schwindel während des Autogenen Trainings gehört in die erste Unterrichtsstunde. Allerdings gehört zu dieser Frage etwas Fingerspitzengefühl, um nicht diese unbeabsichtigte Reaktion erst recht auszulösen.

Schwere und/oder Wärmeerlebnisse im Bereich des Kopfes werden allgemein unangenehm empfunden. Der Kopf soll frei sein und klar. Dementsprechend kann der Übende den Vorsatz

»Kopf frei und klar«

in seine Übung einbeziehen, wenn er unbeabsichtigte Wirkungen in seiner Kopfregion spürt. Die »Kopfübung« ist zwar als sechste und letzte Übung des Autogenen Trainings gedacht; sie muß jedoch vorgezogen werden, wenn Störungen in dieser Region auftreten, was nicht selten in der ersten oder zweiten Stunde geschieht. Meist wird der Übende zu seiner Überraschung feststellen können, daß sich die Störung mit dem Vorsatz »Kopf frei und klar« zurückzieht und verflüchtigt.

Eine Kursteilnehmerin bekam nach der ersten Übung eine stärkere Hitzewallung zum Kopf hin mit Rötung des Gesichtes. Bei der zweiten Übung nahm sie den Vorsatz »Kopf frei und klar« in die Übung auf und berichtete anschließend sehr amüsiert: »Als ich die Kopfformel einsetzte, spürte ich ein langsames Zurückgehen des Wärmegefühls im Kopf. Aber jetzt ist der Hals ganz warm.« Mit dem Vorsatz »Hals und Kopf frei und klar« war diese Störung behoben. Dies ist ein Zeichen dafür, wie exakt der Mensch reagiert: Kopf und Hals sind eben zwei verschiedene Regionen.

Nach diesen Informationen lasse ich die Gruppe erneut üben, und jetzt soll jeder die Lage einnehmen, die ihm am angenehmsten erscheint. Es liegen Kissen und Decken auf, es sind genügend Liegen und Matratzen bzw. bequeme Sessel vorhanden, so daß sich jeder Teilnehmer die ihm angenehmste Lage aussuchen kann. Die Wiederholung der Übung erfolgt wiederum bei völligem Stillschweigen. Ich verlasse den Raum und beende die Übung durch mein Wiedereintreten und meine Aufforderung zur Zurücknahme.

Die Berichte der Teilnehmer nach den wiederholten Übungen sind im allgemeinen bereits wesentlich farbiger. Viele berichten über ein Schweregefühl im Übungsarm, selten in beiden Armen, manche nehmen ein Kribbeln in den Fingern wahr oder melden ein auftretendes Wärmegefühl. Es kommt sogar vor, daß statt der Empfindung von Schwere im Übungsarm das Auftreten von Wärme in der rechten oder linken Hand wahrgenommen wird.

Ich nehme diese Mitteilungen über Wärmegefühl oder Kribbeln in den Händen oder Fingern zur Kenntnis, verschiebe jedoch die Aussprache darüber in die zweite Stunde.

Die Einbildung

Der Einwand: »Ist das nicht nur Einbildung?« wird am Anfang immer wieder gebracht. Er sollte ernst genommen werden. Man spricht schnell vom »eingebildeten Kranken« und meint damit jenen Menschen, der »in Wirklichkeit« gar nicht krank ist und sich seine Leiden »nur« einbildet. Dadurch erhielt dieser Begriff in unserem Sprachgebrauch etwas Abwertendes. Was steckt wirklich im dem Wort »Ein-bildung«? Ich mache mir von einer Sache ein Bild, ein Innen-Bild oder eine Vor-stellung. Ohne diese Vorstellung oder dieses Innenbild kann ich nichts wahrnehmen. In diesem Zusammenhang verweise ich nochmals auf den Pendelversuch und den Kästchenversuch, die ja deutlich machen, daß *gedankliche Vorstellungen materielle Änderungen* bewirken. Zur weiteren Verdeutlichung gebe ich gerne noch ein anderes Beispiel: Bei den drei Worten »yksi-kak-si-kolme« wird sich bei uns kaum jemand ein Bild davon machen können, was ich meine – es sei denn, er spräche finnisch, eine Sprache, die bei uns nur wenigen geläufig ist. Sage ich das gleiche auf deutsch – »eins-zwei-drei« –, so macht ihm dies ein Bild, und er weiß, was ich meine.

Das Üben zu Hause

Wann und wie das Autogene Training zu Hause vollzogen werden kann, wird weitgehend von dem Lebensrhythmus des einzelnen abhängen.

Am wichtigsten ist es, eine angenehme Zeit herauszufinden und einen ruhigen Ort zu wählen, eine für manche nicht ganz einfache Aufgabe. Die Frage, warum es wichtig ist, die autogenen Übungen über längere Zeit hindurch regelmäßig zur gleichen Zeit und am gleichen Ort auszuführen, wird oft gestellt. Einen Schlüssel zu einem besseren Verständnis liefert uns der grundlegende Versuch des russischen Physiologen *Pawlow* (1849–1936). Hält man einem Hund ein Stück Fleisch vor die Nase, so beginnen dessen Speichel- und Magendrüsen reflektorisch vermehrt zu arbeiten, wie es ähnlich vielen Menschen vor dem Schaufenster eines Feinkostgeschäftes ergeht. *Pawlow* hatte nun die geniale Idee, dem Tier jeweils kurz vor dem Zeigen des Fleisches ein Glockensignal zu geben. Nach einiger Zeit erzielte der akustische Reiz des Glockensignals die gleiche Wirkung wie der optische Reiz des vorgehaltenen Fleisches: die Magensaftsekretion begann bei dem Hund, auch ohne daß er Fleisch sah, lediglich auf das Glockensignal hin. Er hatte gelernt, daß auf das Glockenzeichen immer ein Stück Fleisch folgte. *Pawlow* nannte damals diesen Vorgang den »bedingten Reflex«, von dem wir heute wissen, daß es sich um einen Lern- und Übungsvorgang handelt. Auch das Autogene Training basiert auf einem solchen Lernvorgang, der durch tägliches Üben eingeschliffen wird. Dieses »Einschleifen« wird wesentlich gefördert, wenn die Übungen mit einer gewissen Regelmäßigkeit zur gleichen *Zeit*, am gleichen *Ort* und in der gleichen körperlichen *Haltung* durchgeführt werden.

Ein dreimaliges Üben – morgens, mittags und abends – ist erstrebenswert, aber oft aus äußeren Gründen nicht möglich und durchführbar. Bei zweimaligem Üben werden gute Resultate erzielt. Die Mindestforderung jedoch ist die einmal täglich durchgeführte Übung – sonst geschieht gar nichts.

Für manchen wird das morgendliche Üben, nach dem Erwachen, angenehm sein – sofern er Zeit hat und ausgeschlafen ist. Der morgens – immer – Eilige oder Gehetzte oder der Verschlafene oder Schlaftrunkene wird früh nicht üben können, da es ihm an der nötigen Zeit und an der nötigen Konzentration fehlt. Ist jedoch morgens Zeit vorhanden, so empfehle ich, zwischen dem Erwachen und der Übung eine gewisse Frist verstreichen zu lassen (Duschen oder Waschen), bis das Bewußtsein richtig vorhanden und eine Möglichkeit der Konzentration gegeben ist.

Mittags ist es günstig, eine Übung einzulegen. Für den Berufstätigen im Betrieb gibt es Orte, wo er ungestört üben kann (Toilette). Hier bietet sich die Droschkenkutscherhaltung an.

Angenehm wird im allgemeinen die Zeit am Abend empfunden. Hier gibt das Autogene Training oft eine ausgezeichnete Starthilfe zum Einschlafen, wobei sich die

»Walroßtechnik«

besonders bewährt hat. Hat der Übende das Gefühl der Schwere in den Armen erreicht, soll er sich mit einer langsamen, trägen Bewegung in die ihm eigene Einschlafhaltung rollen. Nur wenige Menschen pflegen auf dem Rücken liegend einzuschlafen: Die meisten liegen in rechter oder linker Seitenlage mit etwas angezogenen Beinen oder auf dem Bauch. Um diese langsame, träge Bewegung möglichst bildhaft auszudrücken, erinnere ich an ein Walroß im Zoo, das sich mit einer ähnlichen langsamen und trägen Bewegung vom Beckenrand in das Becken hineingleiten läßt. Hat der Übende seine Einschlafhaltung erreicht, soll er versuchen, mit dem Vorsatz der Schwere im Arm und der Ruhetönung in den Schlaf hineinzugleiten. Die Zurücknahme unterbleibt.

Im allgemeinen ist diese Walroßtechnik zum Einschlafen wirkungsvoll. Es kommt jedoch vor, daß einzelne mit dieser Technik nicht zurechtkommen: Sie werden durch das Autogene Training aktiver, sei es, daß sie in eine tiefere Bewußtseinsschicht vorstoßen oder daß sie assoziativ Farb- oder Bilderlebnisse bekommen. Auf jeden Fall werden sie ideenreicher und damit munterer, was sie am Einschlafen hindern kann. Diesen Übenden rate ich, nach der abendlichen Übung im Bett zunächst wieder zurückzunehmen, eine Weile zu warten und sich erst dann auf das Einschlafen einzustellen.

Was die Eignung des Ortes anlangt, bleibt es dem einzelnen überlassen, wie er sich am besten arrangiert. Der Raum soll etwas abgedunkelt und möglichst nicht zu laut sein. Wie weit es möglich ist, sich gegen Flurglocken, Telefonläuten, hereintretende andere

Personen und weitere Störfaktoren abzuschirmen, ist weitgehend eine Aufgabe des einzelnen.

Um es noch einmal zu wiederholen: Die Übung wird anfangs ganz kurz durchgeführt (etwa 2 Minuten). Jede Anstrengung, jedes Bemühen soll dabei vermieden werden: Einfach geschehen lassen, gehen lassen, sich lösen, sich fallen lassen, wie es Rainer Maria Rilke in dichterischer Form ausdrückt:

> *»Eins muß er wieder können, fallen,*
> *geduldig in der Schwere ruhn,*
> *der sich vermaß, den Vögeln allen*
> *im Fliegen es zuvorzutun.«*

Im Verlauf der ersten Übungstage, häufig schon in der ersten Stunde, kommt es zu einer Erscheinung, die *J. H. Schultz* als Generalisierung bezeichnet hat.

Die Generalisierung

Die Schwere bleibt nicht auf den ich-näheren rechten oder linken Arm beschränkt, sondern tritt nach einigem Üben spontan, d. h. ohne bewußte Einstellung, auch im gegenseitigen Arm auf. Die beiden Arme verhalten sich wie Geschwister – was der eine vormacht, macht der andere nach. Es handelt sich dabei um ein absichtsloses Geschehenlassen. Das Auftreten von Schwere auch im gegenseitigen Arm erfolgt häufig schon in der ersten Übungsstunde, manchmal erst in den folgenden Tagen. Das spontane Auftreten des Schwereerlebens in den Beinen und schließlich im ganzen Körper dauert im allgemeinen länger, etwa einige Wochen.

Die Mitteilung einer Kursteilnehmerin: »Es ist ja ganz schön, daß mein rechter Arm schwer ist, aber ich habe die größte Mühe zu verhindern, daß es der andere auch ist« weist auf eine vermutlich durch ungenügende Erklärung meinerseits entstandene Fehleinstellung hin, die nicht zur Nachahmung empfohlen werden soll.

Der Übende soll die Konzentration auf den rechten (bzw. linken) Arm beschränken und auf das warten, was geschieht. Wer bald mit diesem, bald mit jenem Arm übt oder die anderen Gliedmaßen wechselweise in die Übung einbezieht, bekommt nie gute Resultate.

Verspürt der Übende die Schwere in beiden Armen, so kann er sinnvoller die Übungsformel umstellen auf:

»Beide Arme ganz schwer«

Die Fülle von Informationen, die jeder Teilnehmer in der ersten Übungsdoppelstunde aufzunehmen hat, ist groß. Die Zeit ist damit meist ausgefüllt. Ist trotzdem noch eine kurze Zeitspanne übrig, biete ich eine abschließende Übung in der jedem Teilnehmer angenehmsten Lage an und beschließe damit die erste Stunde.

Schallplatte und Tonband

Immer wieder werde ich gefragt, ob man das Autogene Training auch mit Hilfe einer Schallplatte oder eines Tonbandes lernen und üben könne. Dem ist entgegenzuhalten, daß das Autogene Training eine »stumme« Methode ist, also bei völligem Stillschweigen stattfindet. Immer dann, wenn ein Wort auf das Ohr trifft (und das ist beim Tonband der Fall), ist das Autogene Training kein *autogenes* mehr, sondern ein *heterogenes* Hypnoid. Wer sich also hinlegt und während seiner Übung ein Tonband ablaufen läßt, macht kein Autogenes Training, sondern er unterzieht sich einer Hypnose.

Dies kann man natürlich bei entsprechend gelagerten Fällen tun, wenn durch widrige äußere Umstände, z. B. durch zu große Entfernung, eine regelmäßige Unterweisung alle ein bis zwei Wochen nicht gewährleistet ist. Allerdings sind zwei Dinge beachtenswert, wenn man mit einer »Konserve« arbeitet statt auf dem autogenen Weg zu bleiben:

1. Der Mensch ändert sich, das Tonband nicht. Im Laufe der Zeit geht die »Umschaltung« auf den gesenkten Bewußtseinszustand bei dem Betreffenden rascher. Dann »paßt« die Konserve, sein Tonband, nicht mehr zu ihm, sondern hinkt nach.
2. Befindet sich auf dem Tonband ein technischer Fehler oder gar

ein Versprecher, kann es bei zwanghaft veranlagten Persönlichkeiten vorkommen, daß sie angespannt auf diese Stelle warten, die natürlich immer wieder in gleicher Weise erscheint. Die Erwartungsspannung verhindert dann das Hineingleiten in den Versenkungszustand.

Zusammenfassend wäre also festzustellen, daß die Verwendung von Schallplatte und Tonband dem Wesen des *Autogenen* Trainings widersprechen.

Das Protokoll

Das Protokollieren, das Anlegen eines Heftes, in dem der Übende seine Erlebnisse und seine Erfahrungen aufschreibt, erweist sich immer wieder als recht brauchbar und nützlich. Ein solches Vorgehen erleichtert es dem Teilnehmer, einen Überblick über seine fortschreitenden autogenen Erfahrungen zu gewinnen, und hilft ihm zu einer gewissen Systematik. Da er neben den positiven Erlebnissen auch auftretende Schwierigkeiten vermerkt, sind solche Übungsprotokolle in der nächsten gemeinsamen Gruppensitzung eine wertvolle Unterlage für das klärende Gespräch. Manche Teilnehmer bringen auch Notizen über Träume oder Traumfragmente in die Gruppe ein.

Ich empfehle gelegentlich auch, Träume zu Hause für sich aufzuschreiben und in einigen Monaten nochmals zu überdenken: dies öffnet u. U. einen überraschenden Zugang zum Unbewußten.

Einige Bemerkungen zum Nachttraum

Aus dem Gesagten wird deutlich, daß das Autogene Training eine Methode der Regression ist. Auch im Schlaf und besonders im Traum befinden wir uns im Zustand dieser Regression. Aus den Berichten der Übenden geht immer wieder hervor, daß ihre Traumtätigkeit angeregt wird, oder daß die Träume farbiger, plastischer und intensiver werden. Traumähnliche, bildhafte Erlebnisse treten auch gelegentlich während des Übens auf. (Ich werde später einige Beispiele dafür bringen.) Träume sind gewissermaßen Mitteilungen vom Unbewußten an das Bewußtsein in einer besonderen Sprache, nämlich der Symbolsprache. Diese Symbolsprache ist – ähnlich wie eine Fremdsprache – dem Bewußtsein nicht ohne weiteres verständlich. Sie bedarf einer Übersetzung.

Nachtträume aber auch Imaginationen, die während des Autogenen Trainings auftreten, (man könnte sie auch als *unbewußte Phantasien* bezeichnen) unterliegen bestimmten Grenzen, die von den verschiedensten Autoren unter den verschiedensten Gesichtspunkten beschrieben wurden. Es würde den Rahmen dieses Buches überschreiten, darauf im einzelnen einzugehen.

Zum Nachttraum gehört der Schlaf, und das Autogene Training ist bekanntlich kein Schlaf, sondern als Sonderzustand zwischen Wachen und Schlafen angesiedelt: ein partieller Schlaf und ein partielles Wachsein, wie ich eingangs schon festgestellt habe. Für beide Zustände gelten die gleichen Gesetze.

Die zweite Übung (Wärme)

Der rechte (linke) Arm ist ganz schwer (etwa 6mal)
Ich bin ganz ruhig (Ruhe kommt von selbst (1mal)
Der rechte (linke) Arm ist (ganz) warm (etwa 6mal) oder:
Die rechte (linke) Hand ist (ganz) warm (etwa 6mal)
Ich bin ganz ruhig (1mal)

Üblicherweise ist nach 8 bis 14 Tagen die Schwere im Arm eingeübt. Hinsichtlich des Lernprozesses hat sich in dieser ersten Zeit unmerklich etwas verschoben. In der ersten Übungsstunde erfolgten das Lernen und das anschließende Einüben durch die verbale Anweisung des Gruppenleiters. Es war ein *Lernen nach dem Signal*. Bei beständigem täglichen Üben kommt jetzt ein neues Moment hinzu: das *Lernen am Erfolg* (s. S. 30). Es ist die Aufgabe des Gruppenleiters, diese anfangs häufig noch zaghaften Fortschritte der einzelnen Gruppenmitglieder zu bestätigen.

Die Gruppenmitglieder bringen jedoch nicht nur positive Berichte, sondern sie teilen auch mit, was alles *nicht* gespürt wurde. Dem aufmerksamen Therapeuten eröffnen sich aus allen Mitteilungen der ersten Übung wichtige Rückschlüsse auf das Verhalten oder das Befinden des einzelnen Gruppenteilnehmers. Dieses sollte nach Möglichkeit besprochen werden, bevor eine Anweisung zur Korrektur der Übung gegeben wird. Autogenes Training ist ja *auch* eine Körpersprache, d. h. der Körper möchte in *seiner* Sprache etwas mitteilen, etwas ausdrücken. Der Gruppenleiter hat hierbei eine »Dolmetscher-Funktion«: er muß versuchen, diese Körpersprache zu verstehen und sie dem Verständnis der einzelnen Gruppenmitglieder näherzubringen.

Dieses einleitende Gespräch von der zweiten Sitzung nimmt einen breiten Raum ein, und jedes einzelne Mitglied muß Gelegenheit haben, sich ausführlich äußern zu können. Viele berichten bereits über Wärmeempfindungen, besonders in den Händen oder am Unterarm, und über Kribbeln oder Ameisenlaufen in den Fingerspitzen. Dies nehme ich zum Anlaß, die Wärmeübung zu erklären.

Wenn die Muskeln des Armes »schwer« empfunden werden, also entspannt sind, entspannen sich auch jene, die Muskulatur durchziehenden Gefäße. Wenn sich Gefäße entspannen, werden sie weiter, sie lassen mehr Blut durch, es kommt zu einer besseren Durchblutung der Haut und damit zu der subjektiven Wahrnehmung eines Wärmegefühls. Diese subjektive Wahrnehmung läßt sich auch objektivieren: Nach Untersuchungen von *Langen* erfolgt die Gefäßentspannung fast gleichzeitig und parallel mit der Muskelentspannung. Diese Tatsache erklärt auch die nicht seltene Beobachtung, daß das Wärmegefühl im Arm *vor* dem Schweregefühl auftritt.

Das häufige Auftreten von Kribbeln in den Fingerspitzen oder Ameisenlaufen oder Prickeln ist eine Meldung der feinen Kapillaren (Haargefäße), die sich erweitern und die Gewebe besser durchbluten. Sie kann als eine der Wärme entsprechende »Gefäß-Sprache« aufgefaßt werden.

Die wärmeempfindenden Nervenzellen stehen im Bereich der Hand und besonders der Finger dichter als am Arm oder an anderen Stellen unseres Körpers. Daher wird das Wärmegefühl wie auch das prickelnde Gefühl des Ameisenlaufens meistens zuerst an der Hand wahrgenommen, wie aus Protokollen und Berichten der Teilnehmer immer wieder hervorgeht.

Erlebt der Übende seine Hand als Teil seines Armes, kann er sich ruhig der Standardformel bedienen:

»Der rechte (linke) Arm ist ganz warm«

Für andere jedoch bedeutet die auf die Hand gerichtete gedankliche Konzentration eine effektivere Hilfe. Hier biete ich als Alternative die Formel an:

»Die rechte (linke) Hand ist ganz warm«

Woher kommt diese Wärme, die durch die vermehrte Durchblutung entsteht? Sie beruht auf einer Umleitung von Blut aus dem Körperinneren in Richtung Peripherie, also in die Arme und später auch in die Beine. *Polzien* konnte eine Abnahme der Kerntemperatur (rektal gemessen) zugunsten einer Zunahme der Hauttemperatur an den Händen im Verlauf eines Trainings nachweisen. Es kommt also hier zu einer bedeutsamen Umverteilung des Blutes, was bei unkontrolliertem Üben ohne ärztliche Anleitung zu Störungen führen kann.

Gelegentlich ist zu beobachten, daß besonders »Nervöse« gegen die zielsetzende Formel »Ich bin ganz ruhig« Widerstände entwickeln, sei es, daß sie von der beabsichtigten Zielvorstellung der Ruhe zu weit entfernt sind, sei es, daß sie sich damit zu direkt angesprochen fühlen oder den hellen Laut des »I« vom »Ich« als unangenehm empfinden. Es mag auch vorkommen, daß ein besonders intensiv von Störgedanken Geplagter gerade durch diesen Satz zur Kritik herausgefordert wird, wobei der Unterton mitschwingen kann: »So was Dummes, ich bin doch gar nicht ruhig!«
Eine Kursteilnehmerin drückte dies so aus: »Es schlagen sich zwei Personen in meinem Kopf, die eine sagt: ›Ich bin ganz ruhig‹, die andere entgegnet: ›Das bist Du ja gar nicht!‹«
Hier hat sich die Formel:

»Ruhe kommt von selbst«

als so hilfreich erwiesen, daß ich sie als Alternative anbiete, besonders deshalb, weil sie der autogenen Grundhaltung des Geschehenlassens, des Gewährenlassens gut entspricht: Ruhe kommt auf dem Umweg über die Schwere von selbst. Hier drückt sich eine Grunderkenntnis des Autogenen Trainings aus, auf die jeder durch Eigenerfahrung kommen sollte: das Autogene Training ist eine Methode, wie ich *auf Umwegen am besten zum Ziel komme* (s. S. 36).

Vor Beginn der autogenen Übung erkläre ich die Formel der Schwere-Ruhe-Wärme-Ruhe-Übung und weise darauf hin, daß die Übung zeitlich etwas länger wird und jeder genügend Zeit für ein mehrfaches Vorstellen der Übung hat. Diese zweite Übung kann etwa 5–8 Minuten andauern, wobei nachdrücklich betont wird, daß sie nur solange ausgedehnt werden darf, als sie ›angenehm‹ empfunden wird.

Nach der Übung berichtet jeder Teilnehmer über das von ihm Erlebte. Manche sprechen von einem Gefühl des Prallwerdens in den Fingern. Ein Mädchen sprach von einem »Wiener-Würstchen-Gefühl«, ein naheliegender Vergleich.

Diese Erscheinung des Praller- oder Dickerwerdens der Finger beruht auf einem vermehrten Bluteinstrom in die Hände, der häufig in den Fingern zuerst registriert wird (entsprechende Untersuchungen haben bei der Wärmeübung eine deutliche Volumenzunahme an den Armen ergeben).

Die Erinnerungsfähigkeit des Gewebes

Ein Gruppenmitglied berichtet über das Auftreten eines ziehenden Schmerzes im linken Ellbogengelenk während des Trainings. Nach der Zurücknahme sei der Schmerz wieder verschwunden. Auf meine Frage nach einer möglichen Verletzung im Lauf der letzten Jahre erinnert es sich nach kurzem Nachdenken an eine Skiverletzung, deretwegen der linke Arm einige Wochen lang im Gips getragen werden mußte.

Solche »somatischen Erinnerungsbeschwerden« treten zu Beginn des Autogenen Trainings häufig auf; jahrelang zurückliegende Schmerzen nach Knochenbrüchen, Verrenkungen, Prellungen, einer Gürtelrose, einer Sehnenscheidenentzündung oder ähnlichem können während der Übung schmerzhaft wiedererlebt werden.

Aber nun geschieht etwas Merkwürdiges: Nachdem der Betreffende die aufgetretene Mißempfindung ausgesprochen hat, kann man ihm getrost versichern, daß sie in der nächsten Übung nicht mehr auftreten wird. Er wird ganz störungsfrei üben können.

Ich habe hier immer wieder den Eindruck, daß das Gewebe eine Erinnerungsfähigkeit für früher durchgemachte, schmerzhaft erlebte Traumen hat, die sich im Autogenen Training wieder melden. Durch das Bewußtmachen kann es sodann zu einer psychologischen Distanzierung und damit zum Verschwinden der Störung kommen.

Zwei eindrucksvolle Beobachtungen mögen das Gesagte veranschaulichen:

Eine 30jährige Kursteilnehmerin erzählte nach etwa 4wöchiger Übungszeit, sie habe während der Übung immer ein Gefühl, als ob das rechte Bein 8 bis 10 cm länger sei als das linke. Zunächst fiel ihr zu ihrem rechten Bein nichts ein. Nach einer halben Stunde jedoch unterbrach sie sehr lebhaft das Gruppengespräch mit den Worten: »Als kleines Kind lag ich mit einer angeborenen Hüftgelenksluxation über viele Monate im Gips! Ich habe mich immer gegen den Gips gewehrt und ihn häufig zerbrochen!« Nach dieser sehr affektiv vorgebrachten Äußerung war die Störung verschwunden.

Eine Kursteilnehmerin berichtete über brennende Schmerzen in den Handinnenflächen *während* des Trainings, die sich über längere Zeit nicht erklären ließen. In gemeinsamer Gruppenarbeit stellte sich heraus, daß sie als Kind Schläge auf die Handinnenfläche mit einer Weidenrute bekommen hatte. Ihr kamen bei der plötzlichen Erinnerung die Tränen – sie war sehr erregt bei dieser Mitteilung. Im weiteren Verlauf trat diese Störung nicht mehr auf – es hatte sich etwas gelöst in ihr.

Bei beiden mitgeteilten Fällen scheint mir wichtig, daß sie unter starker Affektbeteiligung vorgetragen wurden.

Eine interessante Parallel-Erscheinung beim Arbeiten mit Ton teilte ein Mitarbeiter der Porzellanmanufaktur in Selb/Bayern mit: »Wenn dem Töpfer beim Drehen auf der Scheibe die gewünschte Form mißlingt und er anschließend das verformte Oval zu korrigieren versucht, so erinnert sich das Gefäß im Brennofen seiner ursprünglichen ovalen Verformung. Es wird wieder oval und bleibt es auch. Man nennt diesen Vorgang ›Erinnerung der Massen‹« (In Oberbayern: »Gedächtnis des Tons«).

Es geht nicht jeden Tag gleich

Die Äußerung eines Teilnehmers, es habe bei ihm Tage des Nachlassens gegeben, in denen die Übung »schlechter« ging als am Tage zuvor, löst meist bei anderen Zustimmung aus. Befragt man diese anderen, wie sie sich bei dieser Mitteilung soeben gefühlt haben, hört man Worte der Zufriedenheit darüber, daß es bei jenem auch nicht so recht klappt.

Hier wird ein gruppendynamisches Element deutlich: Die Mitteilung einer »Schwäche« erlaubt den Mitübenden, eine ähnliche Schwäche in sich zuzulassen: sie fühlen sich verstärkt und haben dadurch weniger das Gefühl des Alleinseins. Ich spreche dieses Verhalten an und ermutige dadurch den einzelnen, nicht nur über das zu berichten, was »geht«, sondern sich ebenso über das zu äußern, was »nicht geht« oder stört. Es ist dies meines Erachtens ein sehr wesentlicher und positiver Faktor für den Lernvorgang in der Gruppe (s. S. 40).

Zurück zu unserem Beispiel: Es gibt Tage des Nachlassens, an denen scheinbar eine Übung nicht so zu spüren ist wie sonst. Jeder einzelne ist täglich unterschiedlichen Spannungen und Schwierigkeiten in seinem beruflichen und privaten Leben unterworfen, hinzu kommen klimatische und andere Umwelteinflüsse. Auch bei länger fortgeführtem Autogenen Training ist es bekannt, daß es Tage des Nachlassens gibt. Grundsätzlich ärgern wir uns nicht über eine nichtgelungene Übung, sondern vertrauen auf den nächsten Tag, an dem sie wieder besser erlebt werden kann. Mit anderen Worten: Auch ein im Augenblick scheinbar nicht so effektives Autogenes Training hat einen therapeutischen Wert.

Die Nackenwärme

Verspannungen und Muskelhärten im Gebiet der Nackenmuskulatur sind häufig erlebte unangenehme Begleiterscheinungen des täglichen Lebens. Sind röntgenologisch Veränderungen an der Halswirbelsäule oder den Bandscheiben ausgeschlossen, sind es oft seelische Belastungen und Sorgen, die zu Verkrampfungen in der Schulter- und Nackenmuskulatur führen können. »Jemand hat schwer zu tragen« oder »jemand läuft vor Kummer gebückt« sind

Redewendungen, die auf die Bedeutung dieses »oberen Kreuzes« *(Stolze)* hinweisen.

Dieser Mensch zieht die Schultern hoch als äußeren Ausdruck einer inneren Spannung. Geschieht dies häufig und über längere Zeit, so kann dies zu den Muskelverspannungen (Myogelosen) im Nackenbereich führen.

Mit dem Vorsatz

»Nacken-Schulter-Gebiet angenehm warm«

ist es möglich, die Schulterpartie besser zu durchbluten und damit einen wesentlichen lösenden Effekt zu erreichen. Bei dieser zusätzlichen Einstellung hilft oft die gedankliche Vorstellung eines Hufeisens oder eines umgekehrten U's, dessen Schenkel die beiden Arme bilden.

Diese Zusatzübung kann (braucht nicht) an die Wärmeübung angeschlossen werden. Einige Teilnehmer spüren sie sofort, was von ihnen als höchst angenehm empfunden wird.

Viele, und besonders jene, die zu derartigen Nackenverspannungen neigen, haben anfangs damit Schwierigkeiten. Dabei ist es gleichgültig, ob diese Schwierigkeiten auf organischen Veränderungen der Wirbelsäule oder der Muskulatur beruhen, ob seelische Faktoren dabei eine Rolle spielen oder ob beides der Fall ist. Dabei ist zu betonen, daß seelische Ursachen häufig zunächst nicht als solche erkannt werden; der in der Nähe des Fensters gelegene Arbeitsplatz oder der Zugwind vom Seitenfenster des Autos geben für viele Menschen eine plausible Erklärung für die geklagten Beschwerden ab. Bei ihnen sprechen wir von einem *Störfeld*, d. h. in dieser Körperregion liegen anatomische oder funktionelle Verhältnisse vor, die dem Autogenen Training entgegenstehen. Ist ein Störfeld als solches erkannt, wäre es fehlerhaft, dieses durch intensiviertes Weiterüben überwinden zu wollen. Nur allzu leicht kommt dann der Übende in eine Erwartungshaltung mit einem zu bewußten Wollen hinein, und gerade dadurch verhindert er das Erleben der Übung. Hinzu kommt, daß sich gelegentlich ein Gefühl von Ärger oder auch von Neid auf jene Gruppenteilnehmer einschleichen kann, die von positiven Erlebnissen berichten.

Ich verzichte dann zunächst auf die Durchführung dieser speziellen Wärmeübung, um sie versuchsweise später wieder aufzunehmen: Autogenes Training kann nicht als Leistungssport mißverstanden werden, nur durch das *absichtslose Geschehenlassen* kommt es zum Erleben, ähnlich wie bei der vom ZEN her bekannten, sog. »absichtslosen Absicht«.

Nach diesen Erklärungen übt die Gruppe in dieser Übungsstunde ein zweites Mal. Bezüglich der Dauer halte ich es so wie beim ersten Mal (nicht länger als 5 bis 8 Minuten), betone jedoch etwas sehr Wichtiges: *Es soll angenehm sein!* Wem die Übung zu lang erscheint, wer durch zunehmende Störgedanken oder eine Erwartungsspannung unruhig wird, soll selbstverständlich vorher zurücknehmen und nicht auf meine Aufforderung zur allgemeinen Zurücknahme warten.

Auch nach der zweiten Übung berichten die Teilnehmer über ihre Erfahrungen.

Die Teilzurücknahme

Trotz aller Erklärungen über die Länge bzw. die Kürze der einzelnen Übungen, über die rechtzeitige Zurücknahme beim Auftreten von Störungen kann es vorkommen, daß ein Teilnehmer zu rasch Bewußtseinsebenen oder -schichten erreicht, in denen sich ein unangenehmes Gefühl einschleicht, das sich bis zu einem Angstgefühl steigern kann.

Bei der Erlernung des Autogenen Trainings kommt der Übende in Neuland: Er macht neue Erfahrungen mit sich und in sich. Er überschreitet damit den ihm vertrauten Rahmen seiner bisherigen Möglichkeiten und findet neue und andere Wege. Dieses Auffinden des Neuen geht üblicherweise langsam und stufenweise vor sich. Geht dieser Schritt zu rasch, kann es zu einem Angstgefühl kommen.

Eine 45jährige Hausfrau, die das Autogene Training wegen eines starken Heuschnupfens erlernte, berichtete über diese allzu schnellen Fortschritte mit den Worten: »Mein Training rauscht mit mir ab.«

Bei einer solchen Störung im Ablauf soll man durch Zurücknahme die Übung beenden. Es gibt jedoch noch eine andere Möglichkeit, die man als *»Teilzurücknahme«* bezeichnen kann: Durch leichte Beugung und Streckung der Finger und Zehen kann die Tiefe eines Versenkungszustandes reguliert werden. Dadurch können solche unangenehmen Empfindungen oft sehr rasch zum Schwinden gebracht werden (somato-psychische Regulation).

Ein zu tief getauchtes U-Boot wird durch Höhenruder in eine ihm gemäße Tiefe gebracht. Das leichte Bewegen der Finger und der Zehen stellt bei diesem Vergleich das Höhenruder dar, durch das man in eine angenehmere Schicht zurücktauchen kann. Mit dieser einfachen Technik erlernt der Teilnehmer, daß er seinem Autogenen Training nicht ausgeliefert ist, sondern daß er es *selbst* steuern und lenken kann. Er bleibt Kapitän auf seinem Schiff.

Neben der beschriebenen Teilzurücknahme gibt es noch eine weitere Möglichkeit, zu intensiv auftretende Schwere- und Wärmewirkungen abzuschwächen. Hier hilft die zwar nicht eben originelle, doch wahre Erkenntnis:

Alles, was angenehm ist, kann nicht unangenehm sein.

Werden also die Schwere und/oder Wärme wegen zu großer Intensität als unangenehm empfunden, sind die folgenden »angereicherten« Formeln hilfreich:

»Rechter Arm *angenehm* schwer«
»Rechter Arm *angenehm* warm«.

Die Anwendung des Wörtchens »angenehm« bewirkt hier oft Erstaunliches.

Autogene Entladungen

Berichtet ein Teilnehmer, er habe während der Übung Zuckungen an irgendwelchen Muskeln seines Körpers wahrgenommen, fühlen sich viele andere angesprochen, die ähnliche Erscheinungen bei sich entdeckt haben. Manche vergleichen diese Empfindung mit einem »Heuschreckengefühl«.

Es handelt sich dabei um sogenannte autogene Entladungen, das sind elektrische Entladungen des Gehirns, die auf dem Nervenweg in irgendeinen Muskel oder eine Muskelgruppe übertragen werden. Das »überladene Gehirn« macht sich auf diese Weise von einer Überspannung frei. Die autogenen Entladungen sind also kein Störmoment, wie manche glauben, sondern ein Zeichen einer langsam zunehmenden Ruhetönung. *Luthe* hat diese Entladungen in ausgedehnten Untersuchungen nicht nur an Muskeln, sondern auch an anderen Organen nachgewiesen. Er betrachtet sie als das Ergebnis selbstregulierender, zentraler Mechanismen, die während des autogenen Versenkungszustandes auftreten und zu einer Entlastung zu hoch aufgeladener Hirnbereiche führen. Für unsere Betrachtung genügt der Hinweis auf diese Erscheinung am Muskel. Mit zunehmendem Übungsstand schwinden diese Entladungen.

Zum Vergleich und zum besseren Verständnis des Gesagten weise ich an dieser Stelle auf ein Phänomen hin, das wohl allen bekannt sein dürfte: Beim abendlichen Einschlafen, in dem Zustand zwischen Wachen und Schlafen, kommt es manchmal zu dem Gefühl, »in ein Loch zu fallen« oder »von einem Turm herunterzufallen« oder zu ähnlichem. Im allgemeinen besteht danach kein Bedürfnis mehr, sich bewegen zu müssen, was ja eine Voraussetzung für das Einschlafen ist. Man kann dies als eine sehr kräftige elektrische (autogene) Entladung des Gehirns auffassen. Freilich kann bei ängstlichen Menschen, denen dieser selbstregulierende Mechanismus nicht bekannt ist, der Schreck über die ungewohnte Bewegung so groß sein, daß sie durch ihn am Einschlafen gehindert werden.

Zwei Versuche in der Badewanne

Der erste Versuch dient der Verdeutlichung des Schwere-Erlebnisses. Legt man sich bis zum Hals in eine gefüllte Badewanne, so befinden sich die Hände und die Arme nahe der Wasseroberfläche und erscheinen schwerelos. Werden die Arme über den Wasserspiegel gehoben, wird in ihnen ein Schweregefühl spürbar, und zwar um so mehr, je höher sie gehoben werden.

'Ähnliches kann man beim Öffnen des Abflusses erleben. Läßt man das Badewasser ganz ablaufen (bei warmer Raumtemperatur!), so wird der Körper intensiv und schwer auf den Boden der Badewanne gepreßt.

Der zweite, allerdings nicht immer erfolgreiche Versuch ist ein einfacher Beweis für die vermehrte Durchblutung in den oberen Extremitäten (Hände und Arme) bei der zweiten Übung. Blut hat ein höheres spezifisches Gewicht als Wasser: Ein Tropfen Blut sinkt in einem Glas Wasser zu Boden. Legt man sich zum Autogenen Training in eine (nicht zu schmale!) Badewanne, so sinken häufig die zu Beginn an der Wasseroberfläche schwebenden Arme nach einigen Minuten auf die Oberschenkel oder den Grund der Wanne ab. Dies geht freilich nur dann, wenn das die Muskeln bedeckende Unterhautfettgewebe nicht überproportioniert ist, mit anderen Worten: Hat jemand dicke Arme, so überwiegt der Auftrieb des Fettgewebes im Wasser, und die Arme bleiben auch beim besten Training in ihrer Lage unverändert an der Wasseroberfläche.

Armhebeversuch und Analgesieversuch

Den *Armhebeversuch* habe ich früher in der zweiten Stunde als überzeugende Demonstration vor der Gruppe in der Weise durchführen lassen, daß ich die eine Hälfte der Gruppe zurücknehmen ließ. Jeder Teilnehmer »prüfte« dann die Entspannung eines noch in der autogenen Versenkung Verbliebenen, indem er das rechte oder linke Handgelenk etwa 10 cm anhob und anschließend auf die Unterlage zurückfallen ließ. Sodann nahmen die noch in der Übung befindlichen Teilnehmer ebenfalls zurück, blieben jedoch in der gleichen Lage liegen. Bei dem nochmaligen Anheben des Handgelenkes ist der Unterschied zwischen der Schwere des Armes im Training und der Leichtigkeit nach der Zurücknahme im Normalzustand überraschend.

Nach sechs- bis achtwöchiger Übungszeit schaltete ich früher noch einen anderen Versuch ein: den *Analgesieversuch*, als Beweis für die Möglichkeiten zur Schmerzabstellung. Vor Beginn der autogenen Übung wurde der Auftrag erteilt: »Jeder Teilnehmer geht jetzt wie üblich in seinen Versenkungszustand. Hat er ihn nach einigen Minuten erreicht, soll er einstellen: Rechter (oder linker) Handrücken kühl – kein Schmerz am rechten (oder linken) kühlen Handrücken.« Dabei war mir nicht bekannt, welchen Handrücken jeder einzelne eingestellt hatte. Mit einer Nadelspitze berühre ich dann dreimal vorsichtig jeden Handrücken. Die subjektiven Empfindungserlebnisse der einzelnen Teilnehmer wirkten sehr überzeugend, besonders hinsichtlich des Unterschiedes des Schmerzerlebnisses am eingestellten und am nicht eingestellten Handrükken.

Obwohl derartige Kontrollversuche für die Teilnehmer aufschlußreich sind und die Wirksamkeit des Autogenen Trainings beweisen, habe ich gelernt, gänzlich darauf zu verzichten. Solche Kontrollen scheinen mir eher der Eigenkontrolle oder auch der Selbstbestätigung des Gruppenleiters zu dienen und sind daher für mich im Laufe der Jahre entbehrlich geworden. Für die Übenden jedoch hat das Autogene Training – auch schon in der zweiten oder dritten Stunde – viel überzeugendere Beweise seiner Wirksamkeit erbracht, z. B. als Einschlafhilfe oder mit seinem Erholungseffekt oder durch das überraschende Schwinden eines Spannungskopfschmerzes im Verlauf einer Übung.

Die »organismische Umschaltung«

Die beiden ersten Übungen der Schwere und der Wärme in Verbindung mit der richtungweisenden Zielvorstellung der Ruhe werden als die Grundübungen des Autogenen Trainings bezeichnet. Sie sind die Grundlage für seinen weiteren Aufbau. Wer sie realisiert, hat bereits einen ersten wichtigen Schritt auf einen Zustand hin getan, den *J. H. Schultz* treffend die »organismische Umschaltung« nennt. Damit wird ausgedrückt, daß sich der Mensch im Zustand des Autogenen Trainings in einem leibseelischen Sonderzustand befindet.

Die dualistische Auffassung einer Zweiteilung zwischen Leib und Seele ist in dem Wort »organismisch« aufgehoben. Es gibt nur noch die Einheit von Leib und Seele. Das eine ist ein Bestandteil des anderen und ohne das andere nicht denkbar.

Die Einübung der Schwere, Wärme und Ruhe ist die Voraussetzung für die organismische Umschaltung und damit für das Erlernen und Trainieren der weiteren Übungen des Autogenen Trainings.

Medikamente und Autogenes Training

Viele Teilnehmer erlernen das Autogene Training, um keine Schlafmittel und Beruhigungspillen mehr zu benötigen. Sie sind des ständigen Gebrauchs dieser Mittel überdrüssig. Die Frage »Wann kann ich mein Mittel weglassen?« wird daher zu Beginn eines Kurses oft gestellt. Hat jemand über längere Zeit Schlaf- oder Beruhigungsmittel genommen, ist ein abruptes Weglassen weder möglich noch sinnvoll. Der Betreffende fiele in ein Loch: Das Schlafmittel hat er nicht *mehr*, das Autogene Training hat er *noch* nicht.

Es ist günstiger, derartige Mittel langsam und stufenweise ab- zubauen. Vielleicht wacht der Teilnehmer eines Morgens nach einer gut durchschlafenen Nacht auf und stellt erstaunt fest, daß er gestern abend sein Schlafmittel vergessen hat. Für die nächste oder übernächste Nacht kann er ja versuchsweise seine Tablette absichtlich vergessen. Auf diese Weise kommt er langsam frei von einer schon zur Gewohnheit gewordenen Medikamenteneinnah- me.

Übrigens kommen bereits nach ein- bis zweiwöchigem Üben die ersten Berichte über besseres Einschlafen. Sie sind häufig noch zaghaft und werden verschlüsselt vorgebracht: Man sei eben auch sehr müde gewesen, oder man habe besonders günstige Bedin- gungen zum Einschlafen und Durchschlafen gehabt. Diese erklä- renden Umschreibungen äußerer Umstände für einen innerlich sich anbahnenden harmonischen Grundvollzug, nämlich den des Einschlafens, sind als eine Schutzfunktion des Ichs zu verstehen. Der Betreffende traut seinen neuen Erfahrungen mit dem Auto- genen Training noch nicht recht. Diese Erklärungen sind sozusa- gen ein rationales Alibi. In der Gruppenarbeit akzeptiere ich sie, aber ich spreche diesen Mechanismus an mit dem Hinweis auf kommende Erfahrungen.

Höher dosierte Psychopharmaka können die Realisierung au- togener Übungen mindern bzw. völlig blockieren oder verhin- dern, wie ein 45jähriger Teilnehmer eindrucksvoll berichtete. Er hatte wegen allgemeiner Ängste und Magenbeschwerden an ei- nem Kurs teilgenommen und die Grundübungen der Schwere und Wärme gut eingeübt, als er sich wegen eines akut aufgetretenen Nasenfurunkels operieren lassen mußte. Der bevorstehende Ein- griff löste bei ihm erneut massive Angstzustände aus, weshalb der behandelnde Arzt die Psychopharmaka-Gabe, die schon fast ein- gestellt war, drastisch erhöhen mußte. Die Ängste schwanden – aber mit ihnen auch die Möglichkeit zur Durchführung des Trai- nings: ›Es ging nichts mehr.‹ Mit der Verminderung der Dosierung kehrte die Übungsfähigkeit wieder zurück. Eine nochmalige, aus experimentellen Gründen durchgeführte vermehrte Verabreichung des Medikamentes führte zu einer erneuten Blockade des Trainings, die durch Absetzen wieder aufgehoben werden konnte. Mit anderen Worten: Das Autogene Training bewirkt eine Umschaltung vegetativ bedingter nervöser Funktionsabläufe. Dieser feine und subtile Vorgang kann durch medikamentöse Dämpfung nachhaltig blockiert werden.

L'heure de l'apéritif

Andererseits ist die Klage einzelner Kursteilnehmer, über dem Autogenen Training einzuschlafen, recht häufig. Meist handelt es sich dabei um Menschen, die längere Zeit mit einem Schlafdefizit lebten. Durch das Autogene Training kommt es zu einer durchgreifenden Ruhigstellung des Nervensystems, und dieses reagiert, wie es aufgrund seiner derzeitigen Verfassung reagieren muß: Wenn ein Mensch zu wenig Schlaf gehabt hat, wird er müde und schläft ein. Ist nach einiger Zeit zwischen Wachen und Schlafen ein ausgewogener Gleichgewichtszustand hergestellt, verliert sich diese unbeabsichtigte Wirkung von selbst.

Es bietet sich jedoch eine Zeit an, die für die Durchführung einer autogenen Übung sehr günstig ist: der Spätnachmittag bzw. der frühe Abend. Der Tag mit seinen gelegentlich spannungsgeladenen Konflikten und Streßsituationen ist vorbei, der Abend hat noch nicht begonnen. Mancher Berufstätige fühlt sich in dieser Zeitspanne wie ein Wanderer zwischen zwei Welten. Die Durchführung einer Übung gerade in dieser Zeit wird sehr häufig als besonders angenehm empfunden; der Übende macht sich damit frisch und fit für den Abend.

In Frankreich gibt es die Sitte der »L'heure de l'apéritif«, der Stunde des Apéritifs, d. h. der Berufstätige nimmt auf dem Heimweg von der Arbeit in einem »Bistro« eine geringe Menge Alkohol, einen Apéritif, zu sich; er setzt damit sozusagen einen Schlußpunkt hinter seinen Arbeitstag und kommt beschwingt nach Hause. Woher kommt dieses Beschwingtsein? Eine kleine (!) Menge Alkohol erweitert die Gefäße, sie tut also genau das gleiche, was bei der zweiten Übung des Autogenen Trainings (Wärme) mit den Gefäßen geschieht: Es kommt zu einer Verbesserung der Durchblutung.

Jedenfalls berichten viele Teilnehmer, daß ihnen die Übung am späten Nachmittag bzw. am frühen Abend »viel bringt«. Sie schaffen sich damit eine Distanz zur Tagesarbeit. Sie gehen erfrischt in den Abend, können sich besser konzentrieren oder ihren Hobbies nachgehen.

Andererseits wirken Kaffee oder starker Tee dem Autogenen Training entgegen, da Koffein im allgemeinen einen zu starken Weckreiz auf das vegetative Nervensystem ausübt. Es ist daher nicht zweckmäßig, Kaffee *vor* einer Übung einzunehmen.

(Geheimrezept für Genießer: Man nehme erst einen Apèritif zu sich, führe anschließend sein Autogenes Training durch und genehmige sich abschließend eine Tasse Kaffee!)

Die Sauna

Immer wieder berichten Teilnehmer, daß ihnen ihr Autogenes Training an *einem* Ort ganz besonders gut tut, in der Sauna, und zwar in der abschließenden Ruhepause. Offenbar spielt hier der vorangegangene Wechsel zwischen heiß und kalt, der zu intensiven vegetativen Gefäßreaktionen führt, eine vorbereitende Rolle für das nachfolgende Training. Mit anderen Worten: Die in der Sauna stattfindende intensive Gefäßgymnastik – Wärme erweitert die Gefäße, während Kälte zu einer Verengung führt – bahnt hier sozusagen den Weg für die zweite Übung der Gefäßentspannung.

Wegen der oft recht großen Intensität halte ich es hier für dringend notwendig, *nur* im Liegen zu üben.

Zur Illustration folgender eindrucksvoller Bericht einer 38jährigen Pädagogin, die ihr Training schon seit längerer Zeit durchführt: »Meine anfängliche Angst vor der heißen Luft in der Enge der Kabine konnte ich mit einem Autogenen Training zu Beginn des Bades auflösen, und ich habe dieses einstimmende Training beibehalten. Zwischen den einzelnen Badegängen verspüre ich kein Ruhebedürfnis, dagegen ist die im Anschluß an das Saunabad durchgeführte autogene Übung besonders erfolgreich. Sie ist mir oft hilfreich im Umgang mit meinen Problemen, ja manchmal bahnt sich sogar eine Lösung an. Sie läßt mich als völlig anderen Menschen nach Hause gehen: angeregt, beschwingt – ruhig und in mir ruhend zugleich. Diese ›Häutung‹ – wohl auf der Wechselwirkung zwischen der Sauna und dem Autogenen Training beruhend – ist für mich eine Quelle der Kraft, der Freude und der Harmonie im Alltag.«

Aber nochmals: In der Sauna *nur* in der abschließenden Ruhepause und *nur* im Liegen üben!

Der Muskelkater

Auf den Muskelkater, diese ebenso bekannte wie unangenehme Nachwirkung muskulärer Anspannung auf die untrainierte Muskulatur, hat das Autogene Training eine heilsame Wirkung. Bekanntlich werden die nach einer ungewohnten körperlichen Anstrengung auftretenden Schmerzen mit der Anhäufung von Milchsäure in der Muskulatur erklärt. Viele wissen die angenehme Wirkung eines warmen Bades, z. B. nach einer anstrengenden Skitour, zu schätzen. Intensiver und nachhaltiger wirkt hier eine autogene Übung von 5 bis 10 Minuten Dauer, die unmittelbar im Anschluß an die körperliche Leistung durchgeführt wird. Den Wirkungsmechanismus kann man sich vereinfacht etwa so vorstellen: Infolge der besseren Durchblutung der Muskeln wird die gebildete Milchsäure schneller wieder abtransportiert und abgebaut. Mit der Normalisierung des Muskelstoffwechsels wird das Auftreten von Muskelkater verhindert bzw. gemindert.

Nach neueren Untersuchungen liegen dem Muskelkater sog. »Mikroläsionen« (= Minirisse) der kleinen und kleinsten Muskelfasern zugrunde. Möglicherweise spielt beides eine Rolle. In jedem Fall hat das Autogene Training hier eine günstige Wirkung.

Nochmals: Die Generalisierung

Oft schon in der ersten, häufiger in der zweiten oder dritten Stunde kommt es bei den Teilnehmern zu einem besonderen Entspannungsphänomen: dem Hörbarwerden gluckernder Magen-Darm-Geräusche während der Übung. Es ist das gleiche Geräusch, das bekanntlich vorzugsweise dann auftritt, wenn man Hunger hat: Der Magen knurrt.

Beim Einstellen der Schwere und Wärme in den Armen kommt es im Zuge einer Generalisierung, d. h. des Ausbreitens der Entspannung auf andere Teile und Organsysteme des Körpers, zu einem Entspannungseffekt besonders des Magens und des Darmes. Der häufig verkrampfte, muskuläre Schlauch des Magen-Darm-Kanals entkrampft sich, er »löst sich« und gibt so den festgehaltenen Luft- oder Gasbläschen die Möglichkeit, sich um die nächste Kurve des Magens und des Darmes zu bewegen. Dies wird als gluckerndes oder knurrendes Geräusch hörbar. Viele schämen sich dieser – wie sie meinen – unschicklichen Lautgebung ihrer Eingeweide, da es als unfein gilt, andere Geräusche als die der Sprache von sich zu geben. Es ist tatsächlich selten, daß ein Teilnehmer dieses Phänomen von sich aus anspricht. Stellt dagegen der Gruppenleiter die Frage nach dem Hörbarwerden von Magen-Darm-Geräuschen, so wird er häufig bestätigt. Er sollte dann diesen natürlichen und physiologischen Mechanismus erklären und als Beweis für die zunehmende Generalisierungstendenz beim Autogenen Training verwenden.

Auch auf die harnableitenden Organe kann das Autogene Training schon nach relativ kurzer Übungszeit sehr intensiv wirken, wie folgende Beobachtung zeigt.

Ein 40jähriger Schlosser litt seit Jahren an Nierensteinen, die auch nach fachärztlicher Untersuchung nur symptomatisch behandelt werden konnten. Wegen der alle paar Wochen auftretenden Nierenkoliken schlug ich ihm die Teilnahme an einem Gruppentraining vor. Der anfangs skeptische Patient begann den Kurs mit den Worten: »Ich kann es ja mal versuchen, schaden kann es nicht!« Nach Erlernung der beiden Grundübungen, Schwere und Wärme, brachte der Patient in die dritte Stunde zwei typische Uratsteine mit, die er mit den folgenden Worten zeigte: »Diese Steine habe ich vor zwei Tagen auf die Welt gebracht – *ohne* Kolik.« Er hatte also mit den beiden Grundübungen einen so starken krampflösenden Effekt erzielt, daß der Harnleiter bereit war, loszulassen, sich zu lösen, den Stein freizugeben, statt ihn krampfend festzuhalten, wie dies bei der Steinkolik der Fall ist. Es kam noch einige Male im Verlauf der nächsten Wochen zu kolikfreiem Steinabgang, bis nach ein paar Monaten die Steinproduktion völlig aufhörte (Nachbeobachtungszeit 8 Jahre).

Die Verkürzung

Ist das Erlebnis der Schwere und der Wärme, also der Grundübungen, in beiden Armen feststellbar, kann der Übende die Formel ändern in:

»Beide Arme (sind) ganz schwer«
»Beide Arme (sind) ganz warm«

Manche Gruppenteilnehmer geben einer weiteren Verkürzung der Übungsformel den Vorzug. Anstatt sich die ganzen beschriebenen Übungssätze vorzustellen, verkürzen sie auf Schwere-Ruhe-Wärme-Ruhe und erleben dabei den gleichen Effekt wie bei der Verwendung des ganzen Satzes. Es ist Temperamentssache, zu welcher von beiden Möglichkeiten man sich entschließt. Ich gebe jedenfalls beide Möglichkeiten zur Auswahl.

Höchst erstaunt über die Wirkung einer Verkürzung ihrer Formeln zeigte sich eine 31jährige Hausfrau. Nach Abschluß des Kurses hatte sie in Eigeninitiative folgende Formel gewählt:»Das Ganze schwer – das Ganze warm.« Zum »Ganzen« gehört der Kopf, der ebenfalls schwer und warm wurde. Das war ihr unangenehm. Darauf änderte sie ihre Formel in: »Das Ganze außer Kopf schwer – das Ganze außer Kopf warm« und erzielte damit den gewünschten Erfolg: Der Kopf wurde frei.
   Allerdings möchte ich vor allzu eigenwilligen Abwandlungen der klassischen Formeln warnen, da es eben doch zu unvorhergesehenen Störungen kommen kann.

Unterschiedliche Realisierung von Schwere und Wärme

Nach einiger Zeit pflegen sich Schwere und Wärme in beiden Armen einzustellen, später auch in den Beinen und im ganzen Körper. Andererseits gibt es Teilnehmer, die nur Schwere in den

Armen empfinden und keine Wärme, und umgekehrt. Dieses nach meiner Erfahrung nicht allzu selten auftretende Phänomen ist meines Wissens noch nicht näher untersucht worden. Ich glaube jedoch folgende Beobachtung gemacht zu haben, die ich mit aller Zurückhaltung wiedergeben möchte.

Menschen, die in ihrer frühkindlichen Entwicklung gewisse Schwierigkeiten in ihren Objektbeziehungen hatten und die in ihrer Kindheit sehr angepaßt leben mußten, scheinen Schwierigkeiten zu haben mit dem Sich-lösen, dem Sich-fallenlassen. Sie verspüren oft wenig oder gar keine Schwere. Schwierigkeiten bei der Schwere-Übung scheinen demnach mit starkem Erziehungsdruck zusammenzuhängen.

Störungen bei der Realisation von Wärme scheint auf mangelnden Hautkontakt in der frühen Kindheit hinzuweisen (siehe auch Abschnitt über das Urvertrauen, S. 11).

Die dritte Übung (Atmung)

Der rechte (linke) Arm ist ganz schwer (etwa 6mal)
Ich bin ganz ruhig (Ruhe kommt von selbst) (1mal)
Der rechte (linke) Arm (Hand) ist ganz warm (etwa 6mal)
Ich bin ganz ruhig (1mal)
Atmung ganz ruhig (»Es atmet mich«) (etwa 6mal)
Ich bin ganz ruhig (1mal)

Anmerkung: In Abänderung der klassischen *Schultzschen* Reihenfolge der Übungen pflege ich in meinen Gruppen die Einstimmung auf die Atmung *vor* die Herzübung zu stellen und gehe darin mit der Verfahrensweise vieler Autoren konform. Die Umstellung in der Reihenfolge dieser beiden Übungen wurde erstmals von *H. Binder* durchgeführt und beschrieben. Das hat zwei Gründe: Zum einen ist die Atmung ein leicht wahrnehmbarer Rhythmus, der im allgemeinen rasch zu einer Intensivierung und tiefgreifenden Beruhigung führt. Schwere und Wärmeempfindungen werden deutlicher. Manche finden über die Atmung einen besseren Einstieg. Zum anderen gibt es in meiner Praxis einen hohen Anteil an Patienten, bei denen das Herz das »Störfeld« darstellt (z. B. Menschen mit Ängsten und Phobien oder mit Zustand nach einem Herzinfarkt). Ein solches »Störfeld« wird in der Reihenfolge der Übungen grundsätzlich übersprungen und an den Schluß gesetzt. Eine wichtige Tatsache zeigt sich hier:

Autogenes Training ist eine Methode, mit der ich auf Umwegen am besten zum Ziel kommen kann! (s. a. S. 36)

Wird dieses Prinzip nicht befolgt, kann es zu Schwierigkeiten kommen – ein erneuter Hinweis darauf, *nur unter sachkundiger Anleitung* zu üben.

Die dritte Gruppenübung dient zunächst wieder dem Erfahrungsaustausch der Teilnehmer, wobei ich großen Wert darauf lege, daß jeder über seine Übungserlebnisse und seine Schwierigkeiten berichtet.

Zur Vermittlung der Atemübung beginne ich mit einer bildhaften Erklärung. Liegt man flach auf dem Rücken mit einem Buch auf dem Bauch, so beobachtet man beim Ein- und Ausatmen ein rhythmisches Anheben und Sinken des Buches. Es ist eine Bewegung, die an das Wiegen erinnert. Vom Anbeginn der Menschheit an pflegen Mütter ihre Kinder auf den Armen durch eine gleichmäßige rhythmische Bewegung in den Schlaf zu wiegen. Der Weg von der Wiege über die Hängematte zum Schaukelstuhl ist nicht weit. Zweifellos übt das Wiegen nicht nur im Babyalter auf den Menschen ganz allgemein eine beruhigende Wirkung aus.

Dementsprechend beginnt die neue Übung mit

»Atmung ganz ruhig«

Der Übende bringt dabei das »Atmung ganz« in die Einatmungsphase, während er bei dem langgezogenen »ruhig« ausatmet. Bei dem wie absichtslosen Geschehenlassen, Gehenlassen der Atmung kommt es zu einer Verlängerung der Ausatmungsphase; doch daran braucht der Übende nicht zu denken, es geschieht von allein.

Der Vergleich mit dem Wiegen hilft vielen, den Sinn der autogenen Übung besser zu erfassen. Er kann sich sozusagen mit der Atmung in die Ruhe hineinwiegen. (Das Gegenteil geschieht im »Aufschaukeln« eines Affektes: *Ich* ärgere *mich*.)

Bildhafte Vorstellungen eines »Schwimmers auf leicht bewegtem Wasser in passiver Rückenlage« *(J. H. Schultz)* oder des Liegens auf einer Luftmatratze oder auf dem Boden eines Segelbootes, ebenso das Bild eines vom Wind bewegten Kornfeldes helfen dem Anfänger die passive Grundhaltung der Einstimmung auf die Atmung zu erspüren, die der Satz

»Es atmet mich«

beinhaltet. Die bildhaften Vorstellungen und Symbole werden von mir lediglich als Angebot vorgebracht. Die Entscheidung darüber, ob der Teilnehmer ein solches Angebot annehmen will oder nicht oder ob er bei der Vorstellung der Übungsformel als solcher bleiben möchte, liegt bei ihm selbst. Im selben Augenblick, in dem der Übungsleiter *sein* Erlebnis prägend in die Gruppe einbringt, blockiert er die *autogene* Entwicklung in der Vorstellungswelt seiner Gruppenmitglieder.

Hat der Übende den Sinn dieser ergänzenden Konzentration begriffen, kann er seine Atmung nicht mehr willkürlich spannend manipulieren, er kann nicht mehr tief oder flach oder schnell atmen oder den Atem anhalten. Er gibt sich vielmehr ganz dem Erlebnis der Atmung hin. Er ist passiv – er *wird* geatmet.

Dies ist die wichtigste Erkenntnis bei der autogenen Atmung: Die Atemübung ist *keine* Aufgabe, sondern eine Hinwendung zu sich, ein lässiges (oder gelassenes) Hineinschauen in sich selbst mit der Frage: Wie macht das die Atmung mit mir?

Manche Teilnehmer empfinden sehr deutlich (und sie drücken dies auch aus!), daß die erste Atem-Formel »Atmung (ganz) ruhig« mehr den Charakter einer Aufforderung von außen darstellt. Der Satz »Es atmet mich« dagegen entstammt einer tieferen Schicht, er kommt mehr von innen. Es ist daher sinnvoll, in der Reihenfolge von außen nach innen zu gehen. Die tiefere Schicht stellt sich dann von selbst ein.

Die Bezeichnung »Atem*übung*« scheint mir vom Wort her zu aktiv und damit am eigentlichen Sinn der autogenen Atmung vorbeizugehen. Zutreffenderweise spreche ich daher lieber von der

»Einstimmung auf die Atmung«.

Diese wird an die bisherigen Übungen angeschlossen, wodurch sich die Gesamtübungszeit auf etwa 10 Minuten ausdehnt. Um die Technik – wie wir es zunächst noch nennen können – der autogenen Atmung entwickelt sich eine rege Aussprache. Stets haben einige Teilnehmer ihre Atmung früher bei anderen Übungen und zu einem anderen Zweck verwendet: Der Yoga hat eine besondere Form der Atmung, Sänger und Sängerinnen sind auf eine »Luftsäule« eingestellt, Taucher sind darauf trainiert, die Luft so lange wie möglich anzuhalten und so weiter. Solche Teilnehmer sind auf eine bestimmte Form der Atmung vorprogrammiert. Sie haben gelegentlich Anfangsschwierigkeiten, kommen jedoch nach dem Erleben der autogenen Atmung mit ihren eigenen Bedürfnissen um so besser zurecht. Nach der ausführlichen Erklärung und Aussprache üben die Gruppenteilnehmer unter Verwendung der neuen Formeln.

Eine – wie mir scheint – recht einleuchtende Erklärung über das Geschehen bei der Atmung verdanke ich Frau Kruse, die auf einem Kongreß einen Kurs »Autogenes Training für Kinder« abhielt. Zufällig war ich als Hospitant anwesend, als die Atmung erklärt wurde. Frau Kruse saß auf dem Boden, rings herum acht Kinder im Alter von 10–11 Jahren. Sie erklärte die Formeln mit den gleichen Worten, die wir auch in den Gruppen mit Erwachsenen anzuwenden pflegen. Schließlich fragte sie in die Runde: »Könnt Ihr Euch wohl vorstellen, was das für ein Unterschied ist zwischen ›Atmung ganz ruhig‹ und ›Es atmet mich‹?« Nach kurzer Pause meldete sich Anita (10) und sagt: »›Atmung ganz ruhig‹ das ist so, als wenn mir das irgendjemand sagt. Und bei ›Es atmet mich‹ da sage ich mir das selbst!«

Ich meine, gelegentlich können wir viel von Kindern lernen!

Das Erlebnis der Atmung

Auch bei der Einstimmung auf die Atmung sind die Erfahrungsberichte der einzelnen Teilnehmer nach der Übung anfangs unterschiedlich. Daß diese von Gruppe zu Gruppe recht verschieden sind, kann an einer mangelhaften Erklärung von seiten des Therapeuten liegen, oder die auftretenden Schwierigkeiten liegen bei den Übenden selbst.

Unsere Atmung ist ein sehr komplexer Vorgang, der sowohl willkürlich gesteuert werden kann, als auch automatisch, also unbewußt abläuft. Atmend erleben wir die Polarität des Lebens in dem Rhythmus zwischen der Einatmung = Spannung und der Ausatmung = Entspannung, zwischen Zusammenziehen und Entfalten, zwischen aktivem Lufteinziehen und passivem Loslassen. Kein Geringerer als Goethe hat den Vorgang der Atmung in dichterische Form gebracht:

»Im Atemholen sind zweierlei Gnaden:
Die Luft einziehen, sich ihrer entladen.
Jenes bedrängt, dieses erfrischt;
so wunderbar ist das Leben gemischt.
Du danke Gott, wenn er dich preßt,
und dank ihm, wenn er dich wieder entläßt!«

Etwas prosaischer faßte eine in ihrem familiären Alltag überstrapazierte Mutter von drei Söhnen zwischen 6 und 12 Jahren ihre Erfahrung mit dem lapidaren Satz zusammen: »Im Ausatmen fühlte ich mich immer so richtig wohl, es tat mir fast leid, wieder einatmen zu müssen.«

Gelegentlich unmittelbar *nach* der Einstimmung auf die Atmung, häufiger später, kommen Berichte über eine deutliche Verstärkung der Schwere- und Wärmeempfindung während der Ausatmungsphase. Mit der Ausatmung intensiviert sich der Grad der Entspannung, während er sich mit der Einatmung abflacht.

Es ist jedem bekannt, daß seelische Reaktionen ihren sicht- und fühlbaren Ausdruck in der Atmung finden können. Bei Erschrekken »stockt der Atem« (nach der Einatmung), oder »es bleibt die Luft weg«, gleichzeitig werden die Schultern angehoben: Der Mensch bekommt Angst. Seelische Erregung wie körperliche Anstrengung beschleunigen die Atmung: Man kommt »außer Atem«. Gelegentliches tiefes Einatmen kann an Seufzen erinnern und auf ein tiefersitzendes Problem aufmerksam machen. Häufig werden unbewußte, verdrängte Gedächtnisinhalte mit fortlaufender Harmonisierung der Atmung frei, d. h. sie steigen aus dem Unbewußten in das Bewußtsein auf und werden dadurch einer Be- bzw. Verarbeitung zugänglich. Diese verdrängten Inhalte treten in verschiedener Form zutage, als unkodierte (klare) oder kodierte (verschlüsselte) Rückmeldungen, wie es *Wallnöfer* nennt. Sie kön-

74

nen als direkte Wahrnehmung ins Bewußtsein treten (»ich habe ja gar nicht gewußt, daß ich atmen kann!«). Die Rückmeldungen können auch in Form von Assoziationen auftreten (der Übende erinnert sich spontan irgendeiner durchgemachten Situation oder eines Erlebnisses). Seltener entstammen sie einer (tieferen) Bilderschicht. Schließlich tauchen sie versteckt in Versprechern des Teilnehmers auf, d. h. er gibt einen Teil von sich preis. Für den Therapeuten ist es eine wichtige Aufgabe, auf diese Zeichen, Symbole und Versprecher zu achten, sie dem Übenden bewußt zu machen, mit ihm darüber zu sprechen, um dadurch eventuell einer Klärung näherzukommen. Fehlerhaft wäre hier eine vorschnelle Deutung durch den Gruppenleiter. Er soll vielmehr den Übenden anregen, sich selbst zu äußern und seine eigenen Einfälle zu bringen. In diesem analytischen Geschehen beim Autogenen Training wirkt die Gruppe als ein ausgezeichnetes Regulativ: Im partnerschaftlichen Gruppengespräch kann jeder einzelne seine eigenen Einfälle und Assoziationen äußern oder vorschnelle Deutungsversuche des Gruppenleiters zurückweisen.

Einige Beispiele mögen das Gesagte verdeutlichen.

Am dritten Abend, also nach Einübung der Schwere und Wärme berichtet eine 55jährige Kursteilnehmerin: »Ich hatte zu Hause ein außerordentlich erholsames Training. Ich habe mich hinterher ganz besonders wohl gefühlt und dieses gute Gefühl hat auch weiterhin angehalten. Ich muß dazu bemerken« – so fuhr sie fort – »daß ich seit Jahren eine sehr lästige Erscheinung habe: Immer wenn ich Musik höre, muß ich sehr heftig weinen, nicht nur im Radio, sondern auch bei Konzerten. Ich vermeide deshalb seit Jahren den Besuch öffentlicher Konzerte. Bei diesem so erholsamen Training hatte ich plötzlich ein Bild nach Art eines Traumbildes vor mir. Ich sah mich selbst im Alter von elf oder zwölf Jahren in unserer damaligen Küche, meiner Mutter aus einem Buch vorlesend. Die Mutter weinte sehr, da kurz zuvor der Vater gestorben war, und durch das geöffnete Fenster drangen die Klänge der Heilsarmee, die unten im Hof sang. Es ist doch merkwürdig, daß gerade dieses Bild aufgetaucht ist und daß ich mich dabei so wohl gefühlt habe.«

Der Verlauf des Kurses wurde anschließend durch die Weihnachtsferien unterbrochen, und danach berichtete die Kursteilnehmerin, sie habe noch nie ein so schönes Fest erlebt. Sie habe sich dem Genuß der Musik und der Weihnachtslieder ungestört hingeben können.

Hier genügte offensichtlich das bloße Wiedererinnern und die Aussprache einer als schmerzhaft erlebten Situation, um sich durch dieses einmalige Erlebnis aus der Identifikation mit der Mutter lösen zu können.[5]

Eine 35jährige alleinstehende Mutter mit zwei Kindern berichtet nach der Atemübung: »Ich habe aus Versehen die Atmung ganz *schwer* (statt ruhig) eingestellt. Komisch, die Atmung ging dabei tatsächlich ganz schwer. Als ich auf ›Es atmet mich‹ überging, hatte ich ein ganz leichtes und beschwingtes Gefühl.«

Ein 22jähriger Student kam bei der Einstimmung auf die Atmung mit der Vorstellung der Luftmatratze, die er auf die Wellen des Meeres verlegt hatte, nicht zurecht. Dazu fiel ihm ein, daß er vor einem halben Jahr im Mittelmeer mit einem Schnorchel unter Wasser geschwommen war. Dabei hatte jede Welle die Luftzufuhr durch den Schnorchel unterbrochen. Bei dem Gedanken an Wellen erlebte er jetzt diese unangenehme Situation in seinen Assoziationen wieder, wodurch sein Atemerlebnis gestört war.

Ein 55 Jahre alter kaufmännischer Angestellter in leitender Stellung litt seit einigen Jahren an ihm unerklärlichen, meist nachts auftretenden Angstanfällen. Er glaubte herzkrank zu sein; wiederholte EKGs und blutchemische Untersuchungen bei verschiedenen Ärzten ergaben keinen pathologischen Herzbefund. Ich schlug ihm die Teilnahme an einer Gruppe für Autogenes Training vor. Die Grundhaltung des patriarchalisch-jovial wirkenden Mannes, der sich aus kleinen Anfängen mit großer Energie und Zähigkeit zu einem leitenden Posten hinaufgearbeitet hatte, war skeptisch abwartend. Die nächtlichen Angstanfälle erzeugten zwar einen hohen Leidensdruck, es bestand jedoch eine außerordentlich geringe Krankheitseinsicht. »Ich bin kein ängstlicher Mensch!« war eine häufig von ihm wiederholte Redewendung. Im nächsten Satz jedoch berichtete er, daß er im Kino und Theater stets einen Platz am Rande einnehme und sich in der Straßenbahn

---

5 Bekanntlich führt das bloße Erinnern nur ausnahmsweise zu einer Lösung bzw. Symptombeseitigung. Im analytischen Vorgehen schließen sich das Wiederholen und Durcharbeiten an.

möglichst nahe der Tür aufhalte. Er erklärte diese Verhaltensweise damit, daß er dies absichtlich und »mit Willen« tue, um schneller draußen sein zu können – überhaupt war das Wort »Wille« bei ihm ganz groß geschrieben, und er hatte mit seinem Willen im Leben in der Tat viel erreicht.

Nach der Einstimmung auf die Atmung berichtete er: »Ich habe mein ›Es‹ vergessen von ›Es atmet mich‹.« Darauf entschloß ich mich vorsichtig zu der Bemerkung: »Könnte es sein, daß Sie Ihr ›Es‹ also Ihre unbewußten Wünsche, etwas vernachlässigt haben?« Der Patient wurde nachdenklich. Er konnte auf diese Weise seine Angszustände etwas besser verstehen.

Einige Wochen nach Beendigung des Kurses kam es noch einmal zu einem Angstanfall, seither nicht mehr. Nachbeobachtungszeit: 5 Jahre.

Derartige Berichte über den Trainingsverlauf bei anderen Teilnehmern geben den in seminarähnlicher Form verlaufenden Übungsstunden ein farbiges Gepräge und regen zum Nachdenken an. So kam ein 35jähriger Zahnarzt, der wegen einer Sprechhemmung (früher war er Stotterer) einen Kurs besuchte, zu der für ihn wichtigen Erkenntnis:

»Ich habe festgestellt, es geht mir besser, wenn ich freundlich zu mir bin.«

Früher hatte er sich nämlich häufig über sich geärgert, dadurch traten innere Spannungen auf, die ihn im Sprechen behinderten. Ärger oder Wut sind Affekte, sicht- und fühlbare Gemütsbewegungen. Im Autogenen Training kommt es zu einer Resonanzdämpfung der Affekte (*J. H. Schultz*, s. a. S. 109) Darüber hinaus hat jener Zahnarzt die *autogene* Erfahrung gemacht, sich bei vermehrter freundlicher Zuwendung zu sich selbst wohler zu fühlen.

Eine 45jährige Deutsch-Rumänin suchte mich wegen einer hartnäckigen Schlafstörung auf und nahm an einem Kurs teil. Die Schwere- und die Wärmeübung gelangen ihr zunächst nur unvollkommen, und als wir zur Atemübung schritten, meinte sie: »Dieses ›Es atmet *ich*‹ stört mich sehr.« Meinen Hinweis auf ihr Versprechen beachtete sie zunächst nicht, versprach sich jedoch kurz darauf noch einmal in der gleichen Weise. Ich fragte sie, warum sie ihr Ich so betone und was denn mit ihrer Atmung los sein könne. Etwa eine halbe Stunde später unterbrach sie das Gruppengespräch mit erregten Worten: »Da ist mir etwas eingefallen! Ich mußte vor 25 Jahren in einem Bergwerk arbeiten. Dabei wurde ich verschüttet und zog mir eine schwere Brustkorbquetschung mit 12 Rippenbrüchen zu. Anschließend lag ich neun Monate in einem Krankenhaus. Ich schwebte wochenlang zwischen Leben und Tod. Vielleicht hat dies etwas mit meiner Atmung zu tun.« Ich bestätigte ihren Verdacht und meinte, wenn sie damals in der vitalen Bedrohung nicht ihre gesamte Ichstärke eingesetzt hätte, hätte sie wohl nicht überlebt.

Nachdem ihr dieser seelische Mechanismus klar geworden war, konnte sie sich besser in die Atmung einspüren, und auch die Grundübungen der Schwere und Wärme realisierte sie bald besser.

Parallel dazu verschwand ihre Schlafstörung, sie schlief – wie sie sagte – »ganz von selbst«.

Bei der zuletzt aufgeführten Patientin gelang es durch einen Versprecher beim Autogenen Training, eine Brücke zu schlagen zwischen dem schwer traumatisierten Erlebnis der Brustkorbquetschung vor 25 Jahren und dem Hier und Jetzt der aktuellen Situation, wobei das Symptom der Schlafstörung »ganz wie von selbst«, also autogen, auf der Strecke blieb und verschwand. Natürlich sind solche raschen Erfolge nicht immer zu erwarten, vor allem dann nicht, wenn das Symptom (hier die Schlafstörung) nicht die Folge eines einmaligen traumatisierenden Erlebnisses (hier die Verschüttung und Brustkorbquetschung) ist, sondern Ausdruck einer länger anhaltenden seelischen Fehlentwicklung.

Die Unterscheidung zwischen abnormen seelischen *Reaktionen* und abnormen seelischen *Entwicklungen (Langen)* ist für die Praxis außerordentlich wichtig. Eine abnorme seelische Reaktion auf ein rasch auftauchendes und wieder abklingendes Ereignis wird im allgemeinen geringere Spuren hinterlassen als eine abnorme seelische Entwicklung, bei der sich über längere Zeit ein Fehlverhalten einschleifen kann. Dies ist um so gravierender, als derartige Verhaltensweisen von den Beteiligten zunächst häufig nicht bemerkt oder erst dann erkannt werden, wenn ein Symptom entsteht.

»Steter Tropfen höhlt den Stein«, sagt ein altes Sprichwort. Leider wird die Höhle oft erst recht spät bemerkt.

Über den Schmerz

»Der Schmerz ist der bellende Wachhund der Gesundheit.« Diesen Satz prägte ein großer Arzt vor hundert Jahren. Treten bei einem Menschen Schmerzen auf, so ist dies für ihn ein Warnsignal, sich darum zu kümmern und gegebenenfalls zu einem Arzt zu gehen. Dessen Aufgabe ist es, gemeinsam mit dem Patienten nach der Ursache zu suchen, eine Diagnose zu stellen und die erforderlichen Maßnahmen einzuleiten. Bekanntlich kommen Patienten mit Erkrankungen, bei denen dieses Warnzeichen ausbleibt, fast immer zu spät zum Arzt. Wenn wir uns im folgenden mit der Schmerzabstellung beschäftigen, so soll damit die biologische, gesundheitserhaltende Funktion des Schmerzes nicht in Frage gestellt werden.

Der Schmerz ist eine Funktion unserer bewußten Wahrnehmung. Einen unbewußten Schmerz gibt es nicht. Jeder Mensch hat eine Schmerzschwelle: Es gibt schmerzempfindliche Menschen und solche, die weniger schmerzempfindlich sind. Die Schmerzschwelle ist jene individuell verschiedene Grenze, von der an ein äußerer oder innerer Reiz als Schmerz empfunden bzw. erlebt wird.

Das Schmerzgeschehen ist ein komplizierter und komplexer Vorgang: Man spricht von seelischen und körperlichen Schmerzen, wobei der Charakter des Schmerzes unterschiedlich empfunden wird. Er wird u. a. nagend, drückend, brennend, stechend, beißend, reißend oder ziehend angegeben. Ein Spannungsschmerz wird oft krampfartig wahrgenommen. Häufig jedoch hat der Schmerz ein Gepräge von affektbesetzter Angst, nämlich der Angst, es könnte noch schlimmer kommen.

Ein typisches Beispiel für das zuletzt Genannte ist der Schmerz beim Zahnarzt. Vergegenwärtigen wir uns die Situation eines Patienten im Zahnarztstuhl. Beim Bohren trifft der Zahnarzt unversehens auf einen Nerv. Der Patient zuckt zusammen, seine Muskeln spannen sich, die Hände umfassen die Armlehne fester: Er reagiert mit vermehrter Muskelspannung. Der Zahnarzt setzt ab, lächelt, um seinen Patienten zu beruhigen, und fügt vielleicht hinzu: »Ist gleich vorbei!« Für den Patienten jedoch kommt jetzt etwas Schlimmes: das Warten auf den Wiederbeginn des Bohrens. Diese Erwartung eines neuerlichen, möglicherweise stärkeren Schmerzerlebnisses erzeugt vermehrte muskuläre Spannung, die sich bis zur Verkrampfung steigern kann. Der Mensch befindet sich jetzt im Zustand von affektbesetzter Angst, d. h. der Erwartungsangst, der Schmerz könne beim nächstenmal noch größer sein. Der ganze Körper ist wie eine Feder gespannt, die Hände umklammern die Lehne. Dadurch wird ein neuerlicher, manchmal sogar geringerer und weniger intensiver Schmerz als besonders unangenehm erlebt.

Bei der autogenen Schmerzabstellung versuchen wir das genaue Gegenteil dessen, was soeben geschildert wurde. Wir geraten nicht in Spannung, und wir beißen auch nicht die Zähne zusammen, wie wir es früher gelernt haben und beim Zahnarzt so wenig verwenden können, sondern wir gleiten in die Entspannung. Mit anderen Worten, wir führen den autogenen Versenkungszustand herbei. Wir machen in dem an sich bequemen Zahnarztstuhl ein Autogenes Training. Der Erfolg ist häufig verblüffend. Besonders erstaunt ist oft der Zahnarzt selbst, der seine Patienten meist nur ge- oder verspannt kennt. Gelegentlich quittiert er die autogene Versenkungshaltung seines Patienten mit der Frage: »Geht es Ihnen nicht gut? Fühlen Sie sich schlecht?«, es sei denn, er ist selbst autogen trainiert. Dann weiß er, was in seinem Patienten vorgeht, und hat dafür Verständnis. Grundsätzlich scheint es daher empfehlenswert, den Zahnarzt *vorher* zu informieren.

Im Autogenen Training kommt es mit der gesenkten und eingeengten Bewußtseinslage zu einer Veränderung der Schmerzschwelle und zu einer affektiven Dämpfung des Schmerzerlebnisses. Der Übende entkleidet den Schmerz seines Mantels von Affekt und Angst, es bleibt ein bloßes Wehtun zurück. Was noch weh tut, wird gleichgültig, und was gleichgültig ist, stört nicht mehr. Das Wort »gleichgültig« beinhaltet: So viel und so wenig gültig wie das andere auch. Es distanziert vom Schmerzerlebnis, und Abstand ist eine Voraussetzung für Entspannung. *J. H. Schultz* nennt dies die »affektive Resonanzdämpfung«. »Der selbständig herbeigeführte autohypnoide Zustand bedingt somit neben einer Veränderung der Bewußtseinslage schon von sich aus eine Verringerung des Schmerzerlebnisses, was nun durch spezielle Suggestionen noch intensiviert werden kann« *(Langen)*. Zum Beispiel ist es möglich, durch den Vorsatz »Schmerz ganz gleichgültig« eine noch intensivere Wirkung in bezug auf die Schmerzabstellung zu erreichen, allerdings stets nach vorheriger ärztlicher Abklärung.

An dieser Stelle sei der Erfahrungsbericht eines 32jährigen Chemikers wiedergegeben, der sich ein halbes Jahr nach dem Erlernen des Autogenen Trainings wegen eines Sportunfalls einer Bandscheibenoperation unterziehen mußte:

»Nach einem Sportunfall mit Nervenquetschung und Parese (Lähmung) der Beine mußte ich mich einer Bandscheibenoperation unterziehen. Das Autogene Training hat während dieser Situation folgende Wirkungen gezeigt: im allgemeinen Nivellierung von Reizanhäufung und Vermeiden von Affekten. Hieraus folgte die Fähigkeit, Abstand zu gewinnen und die Situation relativ realitätsbezogen zu beurteilen und zu entscheiden. Nach der Operation war es mir möglich, nahezu ohne Schmerz- und Schlaftabletten auszukommen und auch das ruhige Liegen auf dem Rücken während der ersten fünf Tage einigermaßen gut zu überstehen. Eines Nachts traten besonders starke Schmerzen auf. Ich versuchte, ein Autogenes Training durchzuführen. Es hatte folgenden Ablauf: Der ganze Körper schien durch die dauernden Schmerzen stark verspannt und verkrampft. Ich hatte aber das Empfinden, daß diese Anspannung eine Folge des Schmerzes, ja eine Absicherung und Abwehr meiner Person gegenüber diesem Schmerz sei. Wollte ich nun das Autogene Training anwenden, mußte ich damit einverstanden sein zu entspannen, was für mich in diesem Moment gefühlsmäßig fast gleichbedeutend war mit der Tatsache, dem Schmerz wehrlos ausgeliefert zu sein. Das einzige, was für eine Entspannung sprach, war der in der damaligen Situation ziemlich kleine Funke Vertrauen auf die Wirkung des Autogenen Trainings. Ich entspannte mich und empfand mich fast unmittelbar schmerzfrei.

Ich war sehr erstaunt, jedoch gleichzeitig aufmerksam, denn ich hatte den Eindruck, daß sich der jetzige Zustand in der Schwebe befand und ich nur schwer in ihm bleiben konnte. Nach einer nicht objektiv feststellbaren Zeitspanne fiel ich wieder in den alten Schmerzzustand zurück mit dem Unterschied, daß ich mich etwas ausgeruht und gekräftigt fühlte.

Nach der Entlassung aus der Klinik werden in einem solchen

Fall für längere Zeit gymnastische Übungen verordnet, um die Beweglichkeit wieder zu erlangen. Dabei treten anfangs nach dem jeweiligen Üben immer wieder stärkere Schmerzen, begleitet von Muskelverspannungen, auf. Es bereitete mir keine Schwierigkeiten, diese unerwünschten Nebenerscheinungen durch ein Autogenes Training abzustellen und sofort in einen tiefen Erholungsschlaf zu fallen.

Ich hatte nicht geahnt, welche Möglichkeiten durch das erlernte Autogene Training latent in mir vorhanden waren. Obwohl ich nicht allzu häufig geübt hatte (im Durchschnitt höchstens einmal pro Tag), konnte ich die Fähigkeit, autogen zu trainieren, sofort vollständig abrufen, als ich sie dringend brauchte. Der durch den Unfall entstandene Anreiz (unerwartete Situationsänderung, Schmerz, Parese und so weiter), den ich mit dem Autogenen Training abbauen wollte, war weit größer als irgendein Streß je zuvor. Dennoch hat die Wirkung des Autogenen Trainings mit der starken Zunahme der Reizidentität Schritt halten können.

Nach diesen Erfahrungen meine ich, daß Wert, Wirkung und Möglichkeiten des Autogenen Trainings bei normaler, alltäglicher Reizbelastung nicht voll in Erscheinung treten können. Erst die Schmerzbelastung ließ hier die tiefgreifende Wirkungsmöglichkeit des Autogenen Trainings erahnen.«

Soweit der Bericht dieses Patienten. Ergänzend sei noch angefügt, daß Menschen in Krisensituationen des Lebens im allgemeinen für das Autogene Training gut motiviert sind. Beispielsweise haben Patienten vor einem ärztlichen oder zahnärztlichen Eingriff, Frauen vor der Entbindung oder Studenten vor einem Examen oft eine gute Motivation.

Zunehmende Bedeutung gewinnt das Autogene Training in der Geburtshilfe, wo es eine wesentliche Unterstützung bei der Entbindung sein kann. Bei vielen Frauen ist der Geburtsvorgang von der Trias Angst-Spannung-Schmerz überschattet. Das Autogene Training kann Angst abbauen, entspannen und das Schmerzerlebnis vermindern bzw. abbauen. Es ist also in hervorragender Weise dazu geeignet, das ganze Geschehen bei der Geburt zu erleichtern. Die Wehentätigkeit wird harmonisiert, die Muskulatur des Beckens und des Beckenbodens wird locker, wodurch sich der muskuläre Widerstand verringert. Dadurch wird der gesamte Geburtsvorgang angenehmer gestaltet und zeitlich verkürzt, worauf besonders *Prill* hinwies. Ein weiteres häufig verwendetes Verfahren zur Geburtserleichterung stammt von *Dick-Read*: »Geburt ohne Angst«. Es stellt eine Erziehung zur natürlichen Geburt dar und ist in seiner Auswirkung auf die Geburt dem Autogenen Training nicht unähnlich.

Eine 36jährige Teilnehmerin berichtete über eine eindrucksvolle Beobachtung, die sie während zweier Schwangerschaften an sich gemacht hatte. Sie hatte an einem Grundkurs teilgenommen und ihre Formeln für sich abgewandelt. Sie stellte ein:

»*Wir* sind ganz ruhig« und
»Es atmet *uns*.«

Auf diese Weise konnte sie ihre durch die Kindsbewegungen bedingten Schlafstörungen günstig beeinflussen und in ihrem Training die Rückenlage beibehalten, was vorher nicht möglich gewesen war.

Während ihrer zweiten Schwangerschaft geriet sie in einen schweren Angstzustand, da eine Freundin durch eine vorzeitige Placentalösung eine Totgeburt erlebt hatte.

Während eines Oberstufenkurses fand sie für sich eine neue Version. Immer dann, wenn sich ihr Baby nicht bewegte, sprach sie zu ihm:

»Beweg' Dich doch, damit ich sehe, daß Du noch lebst.«

Der gewünschte Effekt trat spätestens nach 5 Minuten ein, gleichgültig ob sie lag oder stand.

Die darauf folgende Geburt dauerte nur zwei Stunden. Mit dem Vorsatz:

»Wehen aushaltbar und bald vorüber«

erlebte sie eine merkliche Erleichterung, obwohl eine Gebärmutterhalsnarbe – ohne Anästhesie! – gesprengt werden mußte.

Überall im menschlichen Körper, wo Schmerzen durch Spannung oder Verkrampfung auftreten, kann uns das Autogene Training eine Hilfe sein. In der täglichen ärztlichen Sprechstunde sind Kopfschmerzen ein sehr häufig geklagtes Symptom. Aufgabe der ärztlichen Untersuchung ist die Feststellung, ob sie körperlich verursacht oder seelisch bedingt sind.

Eine 28jährige Frau wurde mir wegen einer angeblichen Migräne überwiesen. Die von anderer Seite durchgeführte, sehr genaue neurologische Untersuchung (inkl. Hirnstromkurve) ergab keinerlei Abweichung von der Norm. Die Kopfschmerzen bestanden seit dem 16. Lebensjahr und schienen mir in einer gewissen Abhängigkeit von ihren Menstruationsbeschwerden zu bestehen.

In einem Gruppenkurs, in dem sie die Übungen des Autogenen Trainings gut realisieren konnte, verschwanden die Kopfschmerzen etwa in der 5. Übungswoche. Ihr Schlaf normalisierte sich, und ihre Arbeit machte ihr wieder Freude. Gleichzeitig berichtete sie noch von weiteren Erfolgen: Beim Skilaufen konnte sie Abfahrten, die ihr früher Angst einflößten, mühelos bewältigen. Ein weiteres Phänomen, das ihr bisher große Schwierigkeiten gemacht hatte, war verschwunden: das nächtliche Zähneknirschen.

Wo Medikamente versagen, kann das Autogene Training oft segensreich eingesetzt werden. Auch dafür ein Beispiel: Eine 36jährige jugoslawische Studentin stand kurz vor ihrem Examen in Ägyptologie. Es bestanden keinerlei Examensängste, jedoch durch die intensive Vorbereitung litt sie seit zwei Wochen an einem linksseitigen Spannungskopfschmerz, den sie als Migräne bezeichnete. Sie war dadurch nicht nur in ihrer Arbeits- und Konzentrationsfähigkeit gehindert, sondern es traten auch Schlafstörungen auf. Die körperliche Untersuchung ergab außer einer chronischen Verstopfung keinen krankhaften Befund. Da die medikamentöse Behandlung zu keinem Erfolg führte, schlug ich ihr die Einübung des Autogenen Trainings vor. Der Examenstermin rückte näher, und es blieb uns nicht mehr viel Zeit. Ich entschloß mich daher, ihr die ganze Übung des Autogenen Trainings »vorzusprechen«, mit anderen Worten: Ich führte eine Hypnose durch. Das Ganze dauerte 15 Minuten, und die Patientin war freudig überrascht, daß der Kopf plötzlich frei und der quälende Kopfschmerz, mit dem sie mein Sprechzimmer betreten hatte, verschwunden war. Der Schlaf in den folgenden Nächten war gut. Nach drei weiteren Einzelbehandlungen nahm ich sie in die Übungsgruppe auf. Die Patientin konnte ihr Examen in beschwerdefreiem Zustand erfolgreich beenden. Ihre chronischen Verdauungsbeschwerden hatten sich normalisiert: Sie brauchte keine Abführmittel mehr.

Viele Frauen klagen vor und während der Menstruation über Schmerzen im Bereich der Lendenwirbelsäule oder im Unterleib.

Bei funktionellen Störungen gynäkologischer Art ohne krankhaften Organbefund hat das Autogene Training oft ausgezeichnete Wirkung.

Eine 28jährige Studentin quittierte das Ausbleiben dieser Schmerzen im Verlauf des Kurses mit den freimütigen Worten: »Merkwürdigerweise hatte ich neulich bei meiner Periode keinerlei Beschwerden und Schmerzen. Ich dachte mir dabei: Nanu, was ist jetzt schon wieder los?!« Offenbar hatte sie den alle vier Wochen auftretenden Schmerz schon so weit in den rhythmischen Ablauf ihres Lebens integriert, daß sie das Ausbleiben der Beschwerden als Störung und damit als Warnsignal empfand.

Die vierte Übung (Herz)

Der rechte (linke) Arm ist ganz schwer (etwa 6mal)
Ich bin ganz ruhig (Ruhe kommt von selbst) (1mal)
Der rechte (linke) Arm, die rechte (linke) Hand ist ganz warm (etwa 6mal)
Ich bin ganz ruhig (1mal)
Atmung ganz ruhig (»Es atmet mich«) (etwa 6mal)
Ich bin ganz ruhig (1mal)
Herz (Puls) (schlägt) ganz ruhig und gleichmäßig (kräftig) (etwa 6mal)
Ich bin ganz ruhig (1mal)

Ist nach weiteren 8–14 Tagen die Atmung in den Ablauf des Trainings einbezogen, so folgt die Besprechung der Herzübung.

Vorher jedoch berichtet wieder jeder einzelne über seine bisherigen Erfahrungen. Von vielen wird die Einstimmung auf die Atmung als ganz besonders angenehm und wohltuend empfunden. Bei gelegentlich noch vorhandenen Schwierigkeiten hilft oft ein erneuter Hinweis darauf, daß die Atemübung nicht als Aufgabe betrachtet werden darf. Sie ist eine Hinwendung an sich selbst, eine Innenschau, ein Stück Selbsterfahrung: Die Atmung läuft von ganz allein, und meine Gedanken passen sich ihrem Rhythmus an.

Nach dem einleitenden Gespräch wenden wir uns dem Herzen zu. Normalerweise spüren wir unser Herz nicht. Erst, wenn es

»streikt«, schickt es uns Signale. Dann wird uns unangenehm bewußt, daß wir ein Herz haben. Eine Reihe von negativ besetzten Redewendungen unserer Sprache zeigt die zentrale Bedeutung dieses Organs in unserem Körper: Das Herz »stolpert« bei unregelmäßigen Schlägen (Extrasystolen), es schlägt »dumpf nach dem Hals hinauf« (nach einem Schreck), es »fällt einem in die Hosen« (bei Angst). Zu den Gefühlsregungen, die auf das Herz durchschlagen, gehören auch das Herzklopfen vor einer Prüfung, das »Springen« oder das »Höherschlagen des Herzens vor Freude«. Hinzu kommen direkte negative Herzsensationen wie Brennen, Stechen oder Ziehen in der Brust. »Herzenge« oder Beklemmung in der Herzgegend sind Begriffe, die einem Angstgefühl nahestehen.

Der Sinn der Herzübung ist es, sich dem Herzen positiv zuzuwenden, das »Herzerlebnis zu entdecken«, wie sich *J. H. Schultz* ausdrückt. Was wünschen wir uns von unserem Herzen? Es soll ruhig und gleichmäßig schlagen. Dementsprechend lautet die Standardformel:

»Herz schlägt ganz ruhig und gleichmäßig (regelmäßig)!«

Ich habe den Eindruck, daß Teilnehmer mit niedrigem Blutdruck mit der Formel

»Herz schlägt ganz ruhig und *kräftig*« zu besseren Ergebnissen gelangen.

Schon bei der Schwere- und Wärmeübung hat sich der Herzschlag beruhigt. Der Übende soll nun versuchen, mit dem neuen Vorsatz das Schlagen seines Herzens zu erspüren. Viele spüren oder fühlen oder hören ihr Herz nicht da, wo es liegt – nämlich in der Brust –, sondern sie nehmen irgendwo im Körper ihren Puls wahr: in den Fingern, im Ohr, am Hals, im Becken oder an irgendeiner anderen Stelle. *Herz ist überall da, wo Puls ist.* Die Formel kann dann dahingehend abgeändert werden:

»Puls ganz ruhig und gleichmäßig.«

Diese Formulierung wird von vielen Kursteilnehmern gewählt, besonders wenn ein sogenanntes nervöses Herz vorliegt.

Nach dieser einleitenden Erklärung gebe ich eine Einschränkung, auf die ich bereits im letzten Kapitel hinwies:

Bei allen Patienten, bei denen das Herz als Störfeld im Mittelpunkt der Beschwerden steht, lasse ich zunächst die Herzübung vollkommen weg. Sie sollen »ihr Herz links liegen lassen«, wo es in der Tat auch liegt. Bei unregelmäßigem Herzschlag (Extrasystolie oder absolute Arrhythmie), bei organischen oder funktionell-nervösen Herzerkrankungen und beim Zustand nach Herzinfarkt kann der unkontrollierte Einbau der Herzübung zu unangenehmen Sensationen führen. Patienten mit Ängsten und Phobien verarbeiten erfahrungsgemäß die Herzübung häufig negativ, da ganz allgemein Angstzustände oft in die Herzgegend projiziert werden. Es kommt dabei zu Unruhe und nervösem Herzklopfen, wodurch der Trainingsverlauf gestört ist.

Aus dem Gesagten wird deutlich, daß die Herzübung mit Vorsicht und nur unter ärztlicher Kontrolle angewendet werden darf, um unbeabsichtigte, negative Wirkungen zu vermeiden. Ich halte es für notwendig, die Gründe für dieses Verzichten offen darzulegen und erkläre, daß das anfängliche Weglassen der Herzübung ein weiser Verzicht ist. Auch hier sehen wir wieder, daß wir beim Training auf Umwegen besser zum Ziel kommen. Dies geschieht im partnerschaftlichen Miteinander des Gruppenprozesses, denn das Autogene Training ist *einsichtiges* Lernen. Einsicht nehmen heißt sich selbst besser verstehen. Es ist Aufgabe des Gruppenleiters, die Übenden diesem Selbstverständnis näher zu bringen. Ich glaube, daß die verständnisvolle Aussprache über möglicherweise (nicht notwendigerweise) auftretende Schwierigkeiten beim Erlebnis der Herz-Puls-Übung den Gruppenteilnehmern nicht nur keine Angst macht, sondern sie sogar entlastet. Es fördert eher die Erkenntnis, daß das Autogene Training kein Leistungssport ist, bei dem eine »Übung« nach der anderen absolviert werden muß, sondern langsames Erspüren neuer Möglichkeiten und Erkennen eigener Grenzen.

Nach dieser einleitenden Erklärung lasse ich die Gruppe wieder üben unter Hinweis darauf, daß die Einstimmung auf das Herz an das Bisherige angefügt wird. Die einzelnen Standardformeln werden durch die Vorstellung der Ruhe miteinander verbunden. Ist die ganze Übung in der bisherigen Form einmal durchlaufen, kann der Übende wieder von vorn beginnen. Die Übungsdauer beträgt maximal 10–12 Minuten, wobei jeder weiß, daß er auch früher zurücknehmen kann. Daß der Versenkungszustand mit einer exakten Zurücknahme beendet werden muß, betone ich immer wieder.

Die Berichte der einzelnen nach der Übung sind unterschiedlich. Manche spüren ein leichtes Pulsieren in den Fingerspitzen, andere berichten über ein langsames Leiserwerden des anfangs kräftigen Herzschlages, dessen Puls an irgendeiner Stelle des Körpers fühlbar wird. Für viele bedeutet die neu hinzugenommene Herzübung eine deutliche Intensivierung ihres Trainings. Die Empfindungen der Schwere und Wärme haben sich weiter vertieft.

Fehler bei der Herzübung

Das Herz ist ein sehr sensibles Organ, das auf psychische Einflüsse stark reagieren kann. Veränderungen der Herzschlagfolge im Sinne einer Verlangsamung oder Beschleunigung können schaden. Vor eigenmächtigen Versuchen in dieser Richtung muß eindringlich gewarnt werden!

Manche berichten, sie hätten »trotz allen Bemühens« von ihrem Herzen nichts gemerkt, ja die neue Herzübung hatte ihren autogenen Versenkungszustand gestört. Dazu ist zu bemerken, daß gerade dieses »willentliche Bemühen um etwas« der gedanklichen Vorstellung im Autogenen Training entgegenwirkt. Die ganze Kunst besteht darin, diese gedankliche Vorstellung im Zustand einer gleichschwebenden Aufmerksamkeit zu vollziehen. Und gerade hier liegt für manche eine Schwierigkeit.

Der Ersatz der Herzformel durch den Vorsatz:

»Brustraum weit und frei«

ist für manche funktionell Gestörte eine wesentliche Hilfe (*H. Binder*).

Das Terminerwachen

Es gibt Menschen, die eine ganz besondere Fähigkeit entwickelt haben: das Aufwachen zu einem Zeitpunkt, den sie kurz vor dem Einschlafen festgesetzt haben. Dies beruht auf einer eigenartigen Befähigung des Menschen, die man »innere Uhr« oder »Terminuhr« nennt. Ich meine damit nicht jenen ver- und gespannten Schläfer, der um 4 Uhr aufwachen möchte und seinen Schlaf in kurzen Intervallen immer wieder unterbricht, um auf seiner Nachttischuhr festzustellen, daß es noch nicht 4 Uhr ist. Ein solches Verhalten zeigt lediglich die Spannung und Erwartung und hat mit der »inneren Uhr« nichts zu tun.

Die Kunst des Terminerwachsens besteht in einem mühelosen Aufwachen zu der vorbestimmten Zeit nach einem gelösten und erquickenden Schlaf. Der Schläfer legt sich abends mit dem Vorsatz, um 4 Uhr zu erwachen, zu Bett und wacht pünktlich zur gewünschten Stunde auf. Es ist möglich, mit Hilfe des Autogenen Trainings diese Fähigkeit auf die Minute genau zu kultivieren. Die Technik besteht darin, daß der Betreffende den Vorsatz in seine abendliche Übung aufnimmt, zum Beispiel: »Aufwachen morgen früh um 3 Uhr 42.« Mit einiger Übung läßt sich hier manchmal eine erstaunliche Genauigkeit von ± 2 Minuten erreichen.

Der Mechanismus dieser minutiös funktionierenden Terminuhr mag den Wissenschaftler mehr interessieren als den Laien. Für die Alltagspraxis erscheint mir eine andere Frage wichtiger. Ist jemand daran gewöhnt, die Woche über morgens zu einer bestimmten Stunde zu erwachen, verfolgt ihn diese Gewohnheit zu seinem Ärger auch am Wochenende, wo er endlich einmal ausschlafen darf. Es wäre angenehm, könnte man das Terminerwachen mit einem abendlichen Vorsatz so umstellen, daß der Schläfer beispielsweise statt um 6 Uhr erst um 8 Uhr erwacht. Das geht leider im allgemeinen nicht.

Um am Samstag und Sonntag richtig ausschlafen zu können, empfehle ich, unmittelbar nach dem Erwachen autogen zu trainieren mit dem Ziel, erneut einzuschlafen. Diese Technik hat sich bei meinen Gruppenteilnehmern gut bewährt; sie wird von vielen gern angenommen und erfolgreich praktiziert.

Die Gesichtsentspannung

Die größten und kräftigsten Muskeln im Gesicht sind die beiden Kaumuskeln. Sie verbinden rechts und links den Oberkiefer mit dem Unterkiefer und dienen in erster Linie der Zerkleinerung der Nahrung. Sie haben jedoch noch eine weitere Funktion, nämlich beim Sprechen. Dabei werden sie ganz besonders bewegt, speziell beim lauten, aggressiven Sprechen, beim Schimpfen. Durch ihre Anspannung vergrößern sie die Oberfläche des Gesichtes (drohende Miene, Drohhaltung) und erzeugen dadurch beim Gegner Angst. Die Verhaltensforscher bezeichnen dies als Imponiergehabe und erinnern beispielsweise an einen knurrenden Hund, der sein Fell sträubt und sich dadurch größer macht, als er ist. Er jagt damit seinem Gegner Furcht ein.

Beim Autogenen Training sind wir nicht aggressiv, sondern nehmen im Gegenteil eine eher als defensiv zu bezeichnende Haltung ein. Wir versuchen, die Kaumuskeln locker zu lassen, zu entspannen. Die Lippen bleiben dabei geschlossen, oder sie sind leicht geöffnet. Die Hauptsache ist, daß die Zahnreihen des Ober- und Unterkiefers sich voneinander entfernen. Dies fällt vielen Übenden anfangs schwer, weil wir meist darauf dressiert sind, »die Zähne zusammenzubeißen«, uns zusammenzureißen; die Funktionen des Müssens, des Sollens, des Sichzwingens usw. entstammen strengen willentlichen Intentionen.

Gelingt die Lockerung, das Loslassen der beiden großen Kaumuskeln, geschieht etwas sehr Wesentliches:

1. Im Sinne einer Generalisierung machen die kleinen Muskeln des Gesichts (Stirn, Wangen, Schläfen usw.) die Entspannung der beiden großen Muskeln nach. Häufig ist dabei die Lösung der kleinen Muskeln deutlich wahrzunehmen: mit einem leichten Zuck-Zuck-Zuck (Patientenmitteilung) spürt der Übende das Nachlassen der Spannung in den kleinen Gesichtsmuskeln.

2. Es kommt zu einer deutlichen Entspannung im Bereich des Magen-Darm-Kanals. Die gluckernden Geräusche im Magen und im Darm, die bereits bei den ersten Übungen aufgetreten waren, sind jetzt deutlicher zu vernehmen. Die Gesichtsentspannung schafft damit einen zwanglosen Übergang zu der fünften Übung des Autogenen Trainings: der Leibübung.

Die Gesichtsentspannung kann in den allgemeinen Übungsablauf mit dem Vorsatz aufgenommen werden:

»Gesicht locker« oder
»Gesicht lockert sich« oder
»Unterkiefer fallen lassen«

oder man läßt jeden gedanklichen Vorsatz weg und entspannt das Gesicht durch Lockerung des Unterkiefers.

Das Lockern des Unterkiefers durch Entspannung bzw. Entkrampfung der Kaumuskeln löst die Zahnreihen. Das hilft besonders jenen Menschen, denen eine meist nur nachts auftretende und weitgehend unbewußte Verhaltensweise große Schwierigkeiten bereitet:

Das nächtliche Zähneknirschen

Das Symptom des nächtlichen Zähneknirschens kommt vor allem bei nervösen Menschen vor. Es kann verschiedenes ausdrücken: Eigensinn, Aggression, auch Autoaggression, innere Durchhalteparolen (»ich muß die Zähne zusammenbeißen«) oder ähnliches. Will jemand im Wachzustand, also willkürlich, mit den Zähnen knirschen, so kann er nur einen Bruchteil jener Kraft aufwenden, die nachts am Werke ist. Beim üblichen Kauen beträgt die Kraft des Zubisses etwa 5 Kilopond (zahnärztliche Maßeinheit), sie kann bewußt-willentlich bei kräftigem Zubeißen auf etwa 7 Kilopond gesteigert werden. Der Zähneknirscher erreicht dagegen unbewußt während der REM-Phasen seines Nachtschlafs bis zu 25 Kilopond! Gerade das Zähneknirschen zeigt uns so recht die unglaublichen Kräfte, die in bestimmten Schlafperioden entfaltet werden. Der Partner des zähneknirschenden Schläfers weiß dies am allerbesten, während der Schlafende selbst wegen der schädlichen Folgen den Zahnarzt aufsuchen muß. Das gewaltsame Zusammenpressen der Kiefer trifft ja die Zähne nicht nur in ihrer Längsachse (Pressen), sondern auch in einer seitlichen Hebelwirkung (Knirschen). Dadurch kommt es neben Schäden am Zahnschmelz zu einer Lockerung der Zähne im Halteapparat des knöchernen Kiefers.

Zum Schutz der Zähne werden in der Zahnheilkunde Schienen verwendet, die den direkten Aufbiß (Zahn auf Zahn) verhindern sollen. Damit sind die Folgen des Symptoms, die schädlichen Auswirkungen des Zähneknirschens, zwar gemindert, aber das eigentliche Problem ist noch nicht gelöst.

Manchmal wachen derartige Patienten morgens auf mit erheblichen Schmerzen in der Kaumuskulatur beidseits, ja die nächtliche Überspannung der Muskeln kann sogar zu Veränderungen und Abnützungserscheinungen an den Kiefergelenken führen.

Die im Verlauf des Autogenen Trainings erlernte und eingeübte allgemeine Entspannung führt zu einer Entkrampfung der Kiefernmuskeln. Besonders hilfreich hat sich hierbei ein am Abend durchgeführtes Autogenes Training erwiesen. Die Verkrampfung löst sich im darauf folgenden Schlaf von selbst. Der Zähneknirscher kann sein Symptom aufgeben und schont damit die Kronen seiner Zähne ebenso wie die Nerven seines Schlafpartners.

Die ideale Stellung des Unterkiefers bietet wohl die sog. »Ruhe-Schwebe-Lage« dar, bei der die Zahnreihen der Schneidezähne etwa 3–4 mm voneinander entfernt stehen.

Der »autogene Sandkasten«

Kinder spielen gern im Sandkasten. Sie formen spielerisch und experimentierfreudig Kuchen, Dämme, Sandburgen und andere Dinge, die sie der Realität des Lebens abgesehen haben, und entwickeln dadurch ihre Fertigkeiten und kreative Kräfte. Auch die Erwachsenen sind in einem gewissen Sinn noch Kinder. Sie bringen die Erfahrungen ihres Lebens in das Autogene Training ein. Im Zustand des gesenkten Bewußtseins, auf der Erlebnisebene des Autogenen Trainings, sehen sie sich einmal anders, können Fehlhaltungen erkennen und neue Erfahrungen machen. Fast spielerisch lernen sie und sind dann vielleicht bereit, die eine oder andere Vorstellungsweise zur Bewältigung ihres Lebens und ihrer Probleme in die Realität zu übernehmen. Es ist eine Art »Probehandeln«, das auf einer neuen Plattform, nämlich der Erlebnisebene, verläuft. Dieser Vorgang spielt sich teils unbewußt, teils bewußt ab. Immer wieder stelle ich fest, daß mir ein Teilnehmer auf mein gezieltes Ansprechen einer neuen Verhaltensweise mitteilt: »Ach ja, stimmt, das ist mir noch gar nicht aufgefallen.«

Nach Beendigung eines Kurses faßt eine Teilnehmerin ihre Erfahrung in dem Satz zusammen: »Ich kann mich nicht aus dem Kopf machen, ich muß mich annehmen, wie ich bin.« Eine solche autogen gefundene Erkenntnis ist ein großer Schritt. Er schafft die Möglichkeit, aus sich selbst neue Wege zu finden und zu beschreiten.

In diesem Zusammenhang ist der Bericht eines anderen Teilnehmers interessant, der in einer bestimmten Art von Rivalität mit seinem heranwachsenden Sohn ein psychosomatisches Symptom entwickelte: eine Neigung zu Kreislaufkollaps. Die internistische Untersuchung hatte außer einem niedrigen Blutdruck keinen krankhaften Befund ergeben; die Diagnose lautete: vegetative Dystonie. Einige Therapiestunden lang war er mit den Übungen des Autogenen Trainings nur recht mangelhaft zurechtgekommen. Er war zu willensbetont und blockierte das Geschehenlassen und Sichlösen durch krampfhaftes Festhalten an verstandesmäßigen, intellektuellen Erklärungen. Er war, wie wir in gemeinsamer Erkenntnis feststellten, zu »kopflastig«. Nach einigen Wochen der vergeblichen Bemühungen (und gerade das Bemühen blockierte ihn ja) kam er mit einer wichtigen Erfahrung in den Kurs: »Jetzt habe ich es. Ich muß nur oben ein bißchen hinreden, dann geschieht es ganz von selbst!« Eine bemerkenswerte Erkenntnis: Der Impuls kommt von oben, d. h. vom Großhirn, dem Sitz des Verstandes, während das Geschehenlassen sich auf der gefühlsmäßigen Erlebnisebene des Stammhirns abspielt.

Noch etwas anderes klingt in diesen beiden Aussagen an, wie sich in der dem Autogenen Training nachfolgenden psychotherapeutischen Behandlung noch deutlicher herausschälte: Nehmen wir modellhaft und etwas vereinfacht an, daß neurotische Störungen auch als Konflikt zwischen bewußten und unbewußten Schichten verstanden werden können, so entsteht – psychopathologisch gesehen – ein »Komplex«. Anforderungen und Bedürfnisse aus den bewußten Schichten können infolge unbewußter Gegenregulationen und Hemmungen nicht realisiert werden oder nur auf dem Umweg über die Bildung eines psychoneurotischen Symptoms oder einer psychosomatischen Störung oder Krankheit. Im Autogenen Training kann es zwischen den bewußten und den unbewußten Schichten zu einer besseren Verständigung, einer verbesserten Kommunikation mit sich selbst kommen. Die andauernde bewußte, willentliche Beanspruchung des Unbewußten, die besonders bei Patienten mit einem hohen Anspruchsniveau zu beobachten ist und hier Ausmaße einer Selbstvergewaltigung erreichen kann, macht sodann einem besseren Selbstverstehen Platz.

So erklärte ein Teilnehmer nach einigen Wochen der Übung mit dem Autogenen Training:

»Mein Bewußtes kann sich mit meinem Unbewußten besser unterhalten und kann es besser verstehen!«

In diesem Zusammenhang ist das Erleben eines 32jährigen Teilnehmers aus den ersten Übungsstunden bemerkenswert: Die Dauer des gemeinsamen Übens (10 Minuten) sei ihm viel zu kurz erschienen. Er habe sich in seinem Training »so richtig wohlgefühlt«, was man ihm auch während seines Berichtes ansah. Sein Erlebnis:

»Ich sah mich plötzlich sechs Jahre alt, wie ich einen Turm aus Legobausteinen baute. Und als er fertig war, zerstörte ich das Ganze nachhaltig. Als ich dann die einzelne Legobausteine in völliger Unordnung kreuz und quer auf dem Boden liegen sah, war ich richtig glücklich. Ich habe das richtig genießen können!«

Ein anderer Teilnehmer meinte dazu, daß er wohl in seiner Kindheit etwas zu viel zum Aufräumen angehalten worden sei, was er sofort lachend bestätigte.

Was ist hier geschehen? War das »nur« eine sinnlose Aggression? Ich meine, man kann das auch anders sehen. Der Teilnehmer durfte sich in seinem Autogenen Training im Hier und Jetzt als 32jähriger etwas erlauben, was ihm als Kind von der Erziehung her streng untersagt war, mit anderen Worten: er durfte sich etwas trauen, was ihm früher verboten war. Er konnte also eine Erfahrung aus seiner Kindheit jetzt korrigieren. Man nennt diesen Vorgang eine »spontane Korrektur einer emotionalen Erfahrung«.

Wir betrachten dies als einen Schritt in die therapeutische Richtung. Es kommt zu einer Ichstärkung (Näheres darüber im Kapitel: Oberstufe).

Die fünfte Übung (Leib)

Der rechte (linke) Arm ist ganz schwer (etwa 6mal)
Ich bin ganz ruhig (Ruhe kommt von selbst) (1mal)
Der rechte (linke) Arm (Hand) ist ganz warm (etwa 6mal)
Ich bin ganz ruhig (1mal)
Atmung ganz ruhig (»Es atmet mich«) (etwa 6mal)
Ich bin ganz ruhig (1mal)
Herz (Puls) (schlägt) ganz ruhig und gleichmäßig (kräftig) (etwa 6mal)
Ich bin ganz ruhig (1mal)
Leib (Bauch) strömend warm (Sonnengeflecht strömend warm) (etwa 6mal)
Ich bin ganz ruhig (1mal).

Sind die ersten vier Übungen gut eingeübt, folgt nach weiteren acht bis vierzehn Tagen die Leibübung. Mit den bisherigen Einstellungen der Schwere und Wärme in den Armen und mit dem Atem- und Herzerlebnis befanden wir uns oberhalb des Zwerchfells, oberhalb jener querverlaufenden Muskelplatte, die den Brustraum vom Bauchraum trennt. Zur besseren Verdeutlichung lasse ich die rechte oder linke Hand auf die Magengegend legen, wo sich unmittelbar unter dem Brustbein eine rechts und links von den Rippen flankierte, mehr oder weniger ausgefüllte Grube befindet. Die Teilnehmer sollen nun ihre Hand von der Mitte nach links führen, sodann nach unten, nach rechts und wieder nach oben zurück zur Mitte am Oberbauch. Diese Bewegung verläuft im Uhrzeigersinn und entspricht ziemlich genau den anatomischen Verlauf des Dickdarms.

Die Hand liegt jetzt wieder auf dem Oberbauch kurz unterhalb des Brustbeins. Darunter befindet sich der Magen. Noch tiefer, zwischen Magen und Wirbelsäule, liegt das Sonnengeflecht (Plexus solaris). Es ist dies der größte vegetative Nervenknoten des Körpers, die Schaltzentrale nicht nur für den Magen-Darm-Kanal, sondern auch für die Organe und Organsysteme des gesamten Bauchraumes bis zu den Sexualdrüsen. Wie empfindlich dieses Nervensystem reagieren kann, weiß jeder, der beim Boxen die Wirkung eines harten Schlages in die Magengegend gesehen hat: Die Zentrale wird dadurch momentan lahmgelegt, so daß der Getroffene blitzartig zu Boden geht.

Bekanntlich sind wir beim Autogenen Training nicht aggressiv, sondern, wie bereits erwähnt, im Gegenteil eher defensiv. Wir leiten ein Wärmegefühl in die Magengegend mit dem Vorsatz:

»Sonnengeflecht strömend warm«[6]

Wer sprachliche oder sonstige Schwierigkeiten mit dem Wort Sonnengeflecht verbindet, kann eine einfachere Formulierung wählen:

»Leib (Bauch) strömend warm«

Ich gebe verschiedene Möglichkeiten zur Auswahl, muß jedoch immer wieder feststellen, daß die meisten das Wort »Sonnengeflecht« bevorzugen. In der Tat regt es ja auch die Vorstellungskraft recht positiv an: Eine Sonne ist etwas Wärmendes, und unter einem Geflecht kann sich auch jeder etwas vorstellen.

Der feuchtwarme Leibwickel, die Wärmflasche oder das Heizkissen auf dem Bauch sind altbewährte Hausmittel. Die autogene Wärme jedoch ist physiologischer und intensiver, sie kommt von innen her und wärmt die Magengegend von unten im Gegensatz zu den äußeren Wärmeanwendungen.

Man kann sich das Sonnengeflecht etwa in der Größe einer Kinderhand vorstellen. Die Finger der Hand entsprechen dann den Nerven, die strahlenförmig zu den gesamten Organen des Bauchraumes, des Magens und des Darmes hinführen. Das Sonnengeflecht arbeitet mit einer sehr feinen Steuerung. Es schickt seine nervösen Impulse zu allen Organen des Bauchraumes und ist damit u. a. verantwortlich für eine regelmäßige Weiterbeförderung des Speisebreis. Es handelt sich also um etwas Bewegtes und nicht um etwas Statisches.

Bevor geübt wird, bespreche ich die möglichen Wirkungen der Leibübung. Folgende fünf Wirkungen können auftreten:

1. Es kommt zu einem Wärmegefühl unterschiedlicher Stärke und verschiedener Lokalisation. Diese Wärme kann sehr oberflächlich

---

6 Das Sonnengeflecht ist ein großes Nervengeflecht, das im eigentlichen Sinn nicht »warm« werden kann. Aber es dient als Mittler für den »warmen Strom einer guten Bauchzirkulation«.

in der Magengegend wahrgenomen werden, oder sie liegt tiefer und wird mehr in der Mitte des Körpers lokalisiert. Manche berichten von einem Wärmegefühl im Rücken, als ob sie »auf einem Heizkissen lägen«.

2. Es sind vermehrt gluckernde Geräusche zu vernehmen.

3. Manchmal ist anfangs weder ein Wärmegefühl noch ein Gluckern spürbar. »Da tut sich was« oder »in meinem Bauch rührt sich was« oder »die Bauchdecken verschieben sich« sind gelegentlich gehörte Berichte. Man hat manchmal den Eindruck, als sei unsere Sprache zu arm, um das aktuelle Gefühl des Übenden auszudrükken.

4. Die Schwere und Wärme werden mit der Leibübung besonders in den Beinen deutlich. Bisher hatten wir uns mit der Schwere und Wärme in den Armen, der Atmung und dem Herzen beschäftigt. Über die Brücke der Leibübung wird die Schwere und Wärme in den Beinen häufig erstmals sehr intensiv empfunden, besonders von jenen Teilnehmern, die zu kalten Füßen neigen. Andere hatten diese Empfindungen als Zeichen einer Generalisierung schon wesentlich früher.

5. Schließlich ist es manchen Teilnehmern nicht möglich, die Leibwärme zu erleben. Dies legt den Gedanken nahe, daß im Bereich des Sonnengeflechtes ein Störfeld vorliegt. Die Störung kann köperliche oder seelische Ursachen haben. Häufig manifestieren sich derartige Störfelder im Bereich des Magens, des Darmes, speziell des Dickdarmes oder der Sexualdrüsen (Störung der Sexualität). Wir werden darauf später noch zurückkommen.

Das Auflegen der rechten oder linken Hand auf die Magengegend hat sich gelegentlich als hilfreiche Maßnahme für das Erleben der Leibwärme erwiesen. Dabei ist zu beachten:

Das Handauflegen auf die Magengegend soll *vor* Beginn des Trainings erfolgen.

Der Ellbogen muß mit einem Kissen oder einer Deckenrolle so unterstützt werden, daß er in Herzhöhe liegt. Ein am Körper herabhängender Ellbogen kann von dem im Liegen Übenden ausgesprochen störend empfunden werden. Beim Sitzen in einem

bequemen Lehnstuhl befindet sich der auf der Armlehne auflie-
gende Ellbogen und Unterarm sowieso in Herzhöhe.

Die Hand wirkt hier wie ein Wegweiser für die Vorstellung der
Wärme im Sonnengeflecht.

Auch die Vorstellung, als ströme der Atem beim Ausatmen pa-
radoxerweise in den Leib, ist oft nützlich, ebenso die bildhafte
Vorstellung eines Sonnenbades.

Die Leibübung wird nunmehr an die bereits erlernten Einstellungen angehängt. Das Ganze ist einem Eisenbahnzug vergleichbar,
dem ein weiterer Waggon beigefügt wird. Die Kupplung zwischen
jedem einzelnen Wagen wird durch die »Ruhe« dargestellt. Nach
dieser Anleitung lasse ich die Gruppe wiederum in Stillschweigen
(!) üben. Die Übungszeit beträgt jetzt etwa 10–12 Minuten, jedoch weiß jeder Teilnehmer, daß er früher zurücknehmen kann,
wenn ihm die Zeit zu lang ist oder wenn Störungen auftreten sollten.

Die Erfahrungsberichte von der neuen Übung sind wiederum
vielgestaltig. Manche berichten von einer angenehmen Wärme in
der Mitte des Bauches. Andere erleben das Wärmegefühl entweder oberflächlich oder tiefer im Bauchraum, je nachdem ob sie in
der Vorsatzformel das Wort »Leib« oder »Sonnengeflecht« verwenden. Ein 40jähriger Bauleiter hatte das Gefühl, als habe er
einen Cognac getrunken: er verspürte in der Magengrube zunächst
ein fast punktförmiges intensives Wärmegefühl, das sich dann
strahlenförmig über den ganzen Bauch ausbreitete. Eine fröhli-
che, dem Leben zugewandte 50jährige Teilnehmerin berichtete,
daß ihr während des Trainings die Idee gekommen sei: *»Mein
Sonnengeflecht lacht!«* Sie habe sodann diese Formulierung mit
gutem Erfolg weitergeübt und meinte, ob so etwas statthaft sei.
Selbstverständlich habe ich diesen ihren Vorsatz bejaht. Es handelt sich hierbei um eine autogene, also aus dem Selbst entstandene Formulierung. Die Methode heißt ja *Autogenes* Training,
und ich bin als Gruppenleiter stets bereit, derartige persönliche
Erfahrungen anzunehmen. Es ist bekannt, daß Bestätigung positiv
motiviert.

Mit der Einstimmung auf das Sonnengeflecht sind wir nunmehr in
der Mitte des Körpers angelangt. Im Altertum wurde der Sitz der

Seele in den Magen verlegt. Wir wissen heute, daß es nicht möglich ist, einen »Sitz der Seele« in dieser Form zu bestimmen. Daß jedoch seelische Störungen und Konflikte eine Veränderung der Motilität und der Funktion des Magens, des Darmes und seiner Anhangsorgane, besonders der Leber, bewirken können, sind immer wieder beobachtbare Tatsachen. »Es liegt mir ein Stein im Magen« oder etwas »schnürt mir den Hals ab« sind ebenso bekannte und geläufige Ausdrucksweisen wie »es hat mir den Appetit verschlagen« oder »darauf reagiere ich sauer« oder »ich ärgere mich grün und gelb« oder »mir läuft die Galle über« oder »mir ist eine Laus über die Leber gelaufen.« Gehemmte Menschen, die »viel schlucken müssen«, neigen häufig zu Magenbeschwerden, die bei entsprechend langer Dauer auf dem Weg über die spastische Gastritis zum Magen- oder Zwölffingerdarmgeschwür führen können. Auch die unangenehme und oft störende Erscheinung des »Luftschluckens« gehört hierher.

Ein berühmt gewordener Versuch konnte diese Zusammenhänge objektivieren: Gibt man einer Katze bariumsulfathaltige Nahrung und beobachtet die Magentätigkeit auf dem Röntgenschirm, so sieht man, wie sich die Muskulatur des Magens wellenförmig in regelmäßigen Abständen zusammenzieht. Setzt man einen Hund in zwei Meter Entfernung von der Katze auf den Röntgentisch, so sträubt sich ihr Fell. Sie geht in Aggressionshaltung und faucht. Gleichzeitig hört der Magen auf, sich zu bewegen – es hat der Katze den Appetit verschlagen. Entfernt man jetzt den Hund, so beruhigt sich die Katze *äußerlich* sehr rasch. Sie gibt die Aggressionshaltung auf, das Fell wird wieder glatt. Die Erstarrung des Magens bleibt jedoch noch bestehen, und erst nach etwa 20 Minuten nimmt er langsam seine Tätigkeit wieder auf. Erst nach einer halben Stunde ist der Anfangszustand wieder erreicht, und der Magen arbeitet wieder normal. Die Katze mußte den Ärger mit dem Hund gewissermaßen erst einmal verdauen. Gewiß kann man nicht jeden Tierversuch kritiklos auf die Verhältnisse beim Menschen übertragen. Es ist jedoch bekannt, daß beruflicher Streß und häuslicher Ärger oft »auf den Magen schlagen«. Besonders sind es die kleinen, immer wiederkehrenden Ärgernisse und »Kränkungen«, die krank machen.

Zu meinen üblicherweise abends stattfindenden Kursen pflegen viele Teilnehmer abgehetzt zu erscheinen. Sie sind verkrampft von den Anforderungen und Konflikten des Tages. Ein oft bei den

Übenden im Verlauf des zweistündigen Kurses auftretendes Gefühl des Appetits, ja des Hungers, zeigt die tiefgreifende Entspannung des vorher verspannten Magens. Diese Wirkung stellt sich meist schon in der zweiten oder dritten Übungsstunde ein, kann sich jedoch mit der fünften Übung des Sonnengeflechts verstärken.

Auch bei der spastischen Obstipation, der durch Verkrampfung des Darmes hervorgerufenen Verstopfung, kann eine lösende Wirkung eintreten. Der vorher mit Abführmitteln traktierte und verwöhnte Darm entleert sich frei-willig. Der in das Training aufgenommene Vorsatz »*Darm entleert sich morgens nach dem Aufstehen*« zeitigt gelegentlich gute Erfolge. Eine seit Jahren mit hochgradiger Verstopfung geplagte Teilnehmerin fand zur allgemeinen Erheiterung der Gruppe den zwar derben, aber für sie wirkungsvollen Vorsatz: »*Morgenschiß kommt ganz gewiß!*«

Die Patientin eines norddeutschen Kollegen hatte einen unerwünschten Effekt mit dem Vorsatz: »*Darm entleert sich nach dem Kaffee.*« Da sie morgens und nachmittags Kaffee trank, stellte sich der vorher träge Darm auf eine zweimalige Entleerung ein – bis sie ihren Vorsatz änderte in: »*Darm entleert sich nach dem Frühstück*«, worauf sie prompt nur einmal, nämlich morgens, den Gang zur Toilette antrat.

Das Gedächtnis

Manchem Menschen liegt ein Wort auf der Zunge, es gelingt ihm jedoch nicht, es auszusprechen. Man kann hier in Anlehnung an den Begriff der Stuhlverstopfung fast von einer oralen Variante der Obstipation sprechen: Ein Wort, ein Begriff kommt nicht zum Vorschein – Alptraum manch eines Studenten in Examensnöten.

Die konzentrative Versenkung kann den Vorgang des Erinnerns, der Wiedergabe bereits gespeicherter Gedächnisinhalte (Reproduktion), außerordentlich fördern. Auch Verdrängtes kann aus dem Unbewußten aufsteigen und dem Bewußtsein zur Verfügung stehen. Dieses Unbewußte ist – in grober Vereinfachung – mit einem großen, weitverzweigten Kellergewölbe mit vielen Regalen, Fächern und Schubladen vergleichbar, in dem zeitlebens alles

Aufgenommene und Gelernte, alle Erfahrungen, Wahrnehmungen und Erlebnisse (selbstverständlich auch unbewältigte, d. h. unverarbeitete Konflikte) gespeichert werden. Im autogenen Versenkungszustand nähern wir uns diesem Unbewußten auf eine besondere Art und Weise. Er kann uns – durchaus schon in der Grundstufe – den Schlüssel zu scheinbar abgesperrten Fächern liefern und verdrängte Inhalte ans Tageslicht bringen, d. h. dem Bewußtsein zur Verfügung stellen. Solche Inhalte können symbolhaft auftreten oder eine längst vergessene Situation widerspiegeln. Die Wiedererinnerung, das Wiedererkennen und die Mitteilbarkeit können dem Übenden unmittelbar helfen und damit ein Problem im Hier und Jetzt einer Lösung näherbringen.

Dafür zwei Beispiele:

Eine Kursteilnehmerin (45) berichtete mir folgendes: sie war vor fast 20 Jahren als Umsiedlerin aus dem Ausland in die Bundesrepublik gekommen, und seither vermißte sie ihre Familienfotos. Alles Suchen war vergebens. In der fünften Übungswoche legte sie sich in der autogenen Versenkung einige Male die Frage vor: »Wo sind meine Fotos?« Nach der Zurücknahme ging sie, ohne nachzudenken und ganz wie von selbst, zu einem Schrank, öffnete ihn und entnahm ihm eine Mappe, die sie in der Vergangenheit schon öfters in der Hand gehabt hatte, ohne den Inhalt zu prüfen. Zu ihrer größten Überraschung und Freude enthielt die Mappe die gesuchten Fotos.

Ein 27jähriger Ingenieur nahm wegen eines seit 15 Jahren ungelösten Problems am Autogenen Training teil: Er hatte Schwierigkeiten beim Autofahren (besonders als Mitfahrer), beim Eisenbahn- oder Straßenbahnfahren sowie bei der Benutzung eines Lifts. Bei derartigen Gelegenheiten fing er zu schwitzen an und verspürte eine innere Unruhe, die sich bis zu einem panikartigen Angstgefühl steigern konnte.

Das Einüben der Grundübungen der Schwere und Wärme sowie der Atmung ging störungsfrei vor sich, der Patient konnte die Übungen gut realisieren und fühlte sich im allgemeinen besser und freier. Die Herzübung ließen wir in gegenseitiger Übereinkunft zunächst weg. Patienten mit Phobien – hier Klaustrophobie – verarbeiten die Einstellung auf die Herzübung häufig negativ.

Nach vierwöchiger Übungszeit berichtete der Patient, daß er das Gefühl habe, »als sei sein rechtes Bein vom Oberschenkel bis zum Fuß eingemauert«. Dieses Gefühl des »Einzementiertseins« trat beim Üben zunächst noch weiterhin auf und war gelegentlich so stark und unangenehm, daß der Patient vorzeitig zurücknehmen mußte.

Nach weiteren 14 Tagen Übungszeit brachte der Patient folgendes Schlüsselerlebnis in die Gruppe mit: Während er zu Hause sein Autogenes Training übte, erschien ihm plötzlich ein Bild (nach Art eines Traumbildes), das er mit großem Interesse sah und verfolgte: »Ich sah mich als 12jährigen Buben in einem selbstgebastelten Seifenkistl fahren. Ich überholte damit einen Bauernwagen auf einer abschüssigen Straße. Auf der Höhe des Wagens brach mir die Lenkung, und ich kam mit meinem Seifenkistl vor das Rad des Bauernwagens. Der Bauer hatte meinen Unfall bemerkt und brachte seinen Wagen noch rechtzeitig zum Stehen. Immerhin zertrümmerte das Rad des Bauernwagens mein Seifenkistl und engte mein rechtes Bein so ein, daß ich es nicht mehr bewegen konnte. Das Bein war nicht verletzt, es hatte nicht einmal einen blauen Flecken. Der Bauer erzählte jedoch die ganze Sache meinem Vater, der mich zwar körperlich nicht strafte, doch wurden mir noch Tage nach dem Unfall Vorhaltungen gemacht. Es wurde ausgemalt, was durch meinen Leichtsinn alles hätte passieren können, ich hätte vielleicht sogar mein Bein verlieren können.«

Nach diesem bildhaften Erleben während einer Übung des Autogenen Trainings und nachdem er sich durch den Bericht und durch die Überzeugung »nichts passiert« von dem Erlebnis hatte distanzieren können, war das Gefühl des »Einzementiertseins« des rechten Beines verschwunden. Es trat auch in der Folgezeit nicht mehr auf. Parallel zu dem Wegbleiben des unangenehmen Gefühls während der autogenen Übung verschwand das Symptom: Der Patient konnte wieder störungsfrei Auto fahren; Eisenbahn, Straßenbahn und Lift lösten keine Panik mehr aus.

Was ist hier geschehen? Ein längst vergessenes – verdrängtes – Erlebnis aus dem 12. Lebensjahr meldet sich in der autogenen Versenkung auf seine Art und Weise. Konsequentes Weiterüben fördert eine 15 Jahre zurückliegende unverarbeitete Erlebnisreaktion zutage. Zwischen dem Unfall im 12. Lebensjahr und den jetzigen phobischen Beschwerden (Liftangst usw.) besteht ein innerer Zusammenhang. Beweis dafür ist die Tatsache, daß die Symptome der Klaustrophobie mit dem Auftren des Erinnerungsbildes und dem Darüber-sprechen-können schwinden.

Prüfungsängste

Für manchen jungen Menschen bedeutet eine Prüfung eine ausgesprochen streßhafte Krisensituation. Von einem »Schmetterlingsgefühl« in der Magengegend über durchfallartige Entleerungen vor dem Examen bis hin zu einem völligen »Black out« gibt es alle Schattierungen und Übergangsformen. Häufig liegt hier ein tiefersitzendes Autoritätsproblem zugrunde. Dabei können der Vater oder die Mutter oder andere Personen aus der persönlichen Vorgeschichte dieses Menschen (Geschwister, Spielkameraden, Lehrer, Pfarrer usw.) eine Rolle spielen. Es bedarf meistens einer längeren psychotherapeutischen Behandlung, um diese Konflikte aufzuarbeiten und zu lösen. Ist jedoch die Störung nicht allzu schwer und tief eingedrungen, kann man mit dem Autogenen Training ausgezeichnete Erfolge erzielen. In der Examenssituation können trainierte Schüler und Studenten oft über ihr (gelerntes!) Wissen besser und rascher verfügen. Sie sind in der Lage, aus der Ruhe heraus schneller und gesammelter zu antworten. »Die Ruhe, die ich während der Prüfung hatte, war einfach einmalig« oder »ich habe mich über mich selbst gewundert« sind häufige Aussprüche. Die Examenskandidaten sind über sich selbst überrascht. »Ich konnte mehr sagen, als ich gelernt zu haben glaubte!« war die erstaunliche Feststellung eines Mediziners nach seinem Staatsexamen.

Die Konzentrationsfähigkeit

Die Aufnahme neuer Gedächtnisinhalte nennen wir Lernen. Dazu bedarf es der Konzentration, einer Fähigkeit, deren Mangel viele beklagen.

Ein französisches Sprichwort lautet:

»*Reculer pour mieux sauter*«
(Zurückweichen, um besser springen zu können.)

Das ist eine Aussage, die genau auf das Autogene Training zutrifft. Habe ich eine Hürde vor mir und erscheint sie mir zu hoch und zu schwierig, ist es zweckmäßig und vernünftig, erst ein paar Schritte zurückzugehen, einen Anlauf zu nehmen und dann zu springen.

Ich entspanne mich, um anschließend besser gespannt (nicht *ver*spannt!) sein zu können. Die Verbesserung der Konzentration und die damit verbundene Steigerung der Lernmöglichkeit sind für viele autogen Trainierte von großem Wert.

Als Beispiel sei das »dynamische Lesen« angeführt. Bei dieser aus den USA stammenden Methode wird ein Höchstmaß an Konzentration verlangt. Vor Beginn der Leseübung läßt der Lehrer die Übenden sich locker hinsetzen, die Arme fallen seitlich herunter und schwingen aus. Erst dann beginnt das eigentliche »dynamische Lesen«. Ein in der Droschkenkutscherhaltung durchgeführtes Autogenes Training hat hier wahrscheinlich eine noch intensivere Wirkung – interessant für Menschen, die berufsmäßig gezwungen sind, viel zu lesen, wie z. B. Lektoren oder Journalisten.

Störungen bei der Leibübung

Die Leibübung kann zu einer weitgehenden Änderung der Durchblutung im Bauchraum führen. Zur Vermeidung unangenehmer Sensationen sollte sie grundsätzlich nur im Liegen durchgeführt werden. Bei zu intensiver Wirkung hilft oft das Wörtchen »angenehm«, das anstelle von »strömend« eingesetzt werden kann. Die Übung lautet sodann:

»Sonnengeflecht angenehm (strömend) warm.«

Die Erkenntnis, daß alles, was angenehm ist, nicht unangenehm sein kann, (s. a. S. 60) stimmt. Sie kann bei im Autogenen Training auftretenden Schwierigkeiten oft entscheidend weiterhelfen.

Es wurde oben schon angedeutet, daß manche Teilnehmer bei der Sonnengeflechtsübung Schwierigkeiten haben und zu keiner Wärmeempfindung im Bauchraum gelangen können.

Die beiden folgenden Fallbeispiele scheinen mir für die Wirkungsweise des Autogenen Trainigs recht typisch zu sein:

Eine stark auf Leistung eingestellte 42jährige Ärztin, die zu keiner Leibwärmeempfindung gelangen konnte, stellte versuchsweise ein: »Sonnengeflecht kommt von selbst« und hatte bald ein intensives Wärmeerlebnis.

Ein 30jähriger Sozialhelfer mit einem Autoritätsproblem spürte im Training viel – bis auf den rechten Arm, in dem sich weder ein Schwere- noch ein Wärmegefühl einstellen wollten (Patient war Rechtshänder). Nach vier Wochen kam er von sich aus auf die Einstellung: »Schwere und Wärme im rechten Arm brauchen nicht kommen«, worauf der bisher vergeblich angestrebte Effekt sofort eintrat.

Die Erwartungshaltung und ein zu intensives Wollen blockierten bei beiden Probanden die Realisation der Übung. Diese konnte von selbst – also *autogen* eintreten, als der willentliche Zwang weggefallen war:

Weg vom Wollen – hin zum Geschehenlassen!

Gelegentlich kommt es zu einem Kälte- statt Wärmegefühl, oder es tritt Übelkeit oder ein Druckgefühl auf. Dies kann äußere Ursachen haben (Gürtelschnalle öffnen!), oder der Übende hat zu sehr »gewollt«, er hat sich zu sehr bemüht. Solche möglichen Fehlhaltungen und Fehleinstellungen müssen durch den Übungsleiter besprochen werden.

Spürt ein Teilnehmer bei der Leibübung gar nichts, sollte er die Übung mitlaufen lassen, ohne sich zu beunruhigen oder ungeduldig zu werden. Ist nach einer längeren Zeit eine Realisierung der Leibwärme nicht möglich, liegt vermutlich eine tiefere Problematik vor. Dies kann körperlicher oder seelischer Natur sein. Schwierigkeiten entstehen einerseits bei Patienten mit chronischen Erkrankungen des Magens, des Darmes und seiner Anhangsorgane Leber, Gallenblase und Bauchspeicheldrüse, z. B. mit einem Magen- oder Zwölffingerdarmgeschwür, der Neigung zu Durchfällen, mit Colitis oder chronischer Gallenblasenentzündung, um nur einige zu nennen, ferner nach ausgedehnten Bauchoperationen, wenn sich die anatomischen Verhältnisse im Bauchraum geändert haben. Andererseits tun sich gehemmte und ängstliche Menschen oft schwer. Realisierung der Leibwärme, auch wenn sie erst nach Monaten auftritt, vermittelt gerade ihnen ein zunehmendes Gefühl der Selbstsicherheit, des Selbstwertes und des In-sich-Ruhens.

Auch Störungen der Sexualität können sich in der Sonnenge-flechtsübung widerspiegeln. Die Impotenz des Mannes und die Frigidität der Frau bis zum Vaginismus (Krampf der Vagina) sind Krankheiten, die im allgemeinen weitergehender psychothera-peutischer Behandlung bedürfen. Bei leichteren Formen von vorzeitigem Samenerguß und anderen sexuellen Störungen habe ich mit dem Autogenen Training Erfolge gesehen, allerdings nur in Einzeltherapie und in Verbindung mit tiefenpsychologisch fun-dierten ärztlichen Gesprächen, die den persönlichen Hintergrund des Patienten aufhellen. Hier kann das Autogene Training als Auf-takt oder als Einstieg betrachtet werden. Es macht den Menschen aufgeschlossener, empfänglicher für seine Umwelt und sich selbst. Er sieht sich einmal anders, er kann mit sich selbst besser umge-hen, er versteht sich besser. So kann das Autogene Training zu einer tiefergehenden Psychotherapie hinleiten und den Übergang zu einer vertieften Selbsterfahrung bilden (Brückenfunktion des Autogenen Trainings).

Die sechste Übung (Kopf)

Der rechte (linke) Arm ist ganz schwer (etwa 6mal)
Ich bin ganz ruhig (Ruhe kommt von selbst) (1mal)
Der rechte (linke) Arm (Hand) ist ganz warm (etwa 6mal)
Ich bin ganz ruhig (1mal)
Atmung ganz ruhig (»Es atmet mich«) (etwa 6mal)
Ich bin ganz ruhig (1mal)
Herz (Puls) (schlägt) ganz ruhig und gleichmäßig (kräftig) (etwa 6mal)
Ich bin ganz ruhig (1mal)
Leib (Bauch) strömend warm (Sonnengeflecht strömend warm) (etwa 6mal)
Ich bin ganz ruhig (1mal)
Kopf frei und klar (Stirn angenehm kühl) (2mal)
Ich bin ganz ruhig (1mal)

Bei normalem Verlauf hat der Übende jetzt im Training einen gelösten, strömend warmen, ruhig durchatmeten und durchpulsten Körper. Als letztes tritt nun die 6. Übung, die Einstellung auf das Kopfgebiet, hinzu.

Der Kopf nimmt im Training eine Sonderstellung ein, er wird nicht in die allgemeine Schwere und Wärme einbezogen. Wir erinnern uns dabei jener Redewendungen, die eine Behinderung der freien und zweckentsprechenden Verfügung über den Kopf zum Ausdruck bringen: »mit dem Kopf durch die Wand wollen«, »sich den Kopf zerbrechen«; wir sprechen von einem »Hitzkopf« oder einem »Wirrkopf« oder von einem, »der ein Brett vor der Stirn« hat. Der Kopf soll frei und klar sein und die Stirn angenehm kühl. Ein altes Sprichwort lautet:

»Kopf kühl, Füße warm,
macht dich gesund, den Doktor arm.«
Dementsprechend lautet die neue Übung:

»Kopf frei und klar,
Stirn angenehm kühl«

Sie wird nur zweimal wiederholt. Bei der Einstellung auf die Kopfgegend ist Vorsicht geboten. Teilnehmern, die zu Kopfschmerzen neigen, empfehle ich, die Einstellung auf die Stirnkühle völlig wegzulassen und nur nach dem Vorsatz zu üben: »Kopf frei und klar.« Für diese Teilnehmer eignet sich auch die Wärmeeinstellung auf das Nacken-Schulter-Gebiet mit dem Vorsatz »Nacken-Schulter-Gebiet angenehm warm«, die die gleiche befreiende Wirkung im Kopf hat. Auf jeden Fall ist die Einstellung zu vermeiden: »Kopf kalt« oder gar »eiskalt«; hierbei können heftige migräneähnliche Kopfschmerzen auftreten.

Das Wärmeerlebnis führt zu einer Gefäßerweiterung, wie wir gesehen haben. Durch das Kühleerlebnis kommt es zu einer (mäßigen) Gefäßverengung. Ist die Gefäßreaktion zu heftig, so kann es nicht nur bei einem gefäßlabilen Menschen zu erheblichen Störungen kommen. Vor unkontrollierten Übungen dieser Art muß daher auf das nachdrücklichste gewarnt werden.

Zweckmäßigerweise wird man die Kopfübung am Abend vor dem Einschlafen weglassen. Abends soll der Kopf nicht frei und klar sein, weil der Mensch schlafen möchte. Ich habe allerdings schon Teilnehmer erlebt, die abends mit dem Vorsatz »Kopf frei und klar« eine Befreiung von sonst störenden Gedanken und damit den Anschluß an ein angenehmes Einschlafen erreichten.

Der Oberarzt einer Universitätsklinik, der infolge beruflicher Überlastung mit Einschlafschwierigkeiten zu tun hatte, pflegte am Abend mit Hilfe »seiner vier G's« – wie er sagte – in den Schlaf zu gleiten:

»*G*edanken und *G*eräusche *g*anz *g*leichgültig.«

Im Idealfall sieht das Training jetzt folgendermaßen aus: Der Übende liegt wie in einer warmen Badewanne, auf der Stirn eine kühle Kompresse. Die anfängliche Einstellung auf die Schwere geht in jenen merkwürdigen Zustand der Schwerelosigkeit über. Der Übende empfindet sich häufig als »schwebend«. Es ist für ihn nicht mehr möglich, die Abgrenzung seines Körpers vom umgebenden Raum zu bestimmen. Die Empfindung für die Lage der Arme und Beine ist aufgehoben und kehrt erst mit einer leichten Bewegung der Finger und Zehen zurück. Derartige Empfindungen können schon in der zweiten oder dritten Übungsstunde auftreten.

Die Gruppe übt nun alle sechs Standardformeln unter Einbeziehung der Kopfübung. Die Übungsdauer beträgt nicht mehr als 15 Minuten. Jeder Teilnehmer weiß, daß er bei Störungen sofort zurücknehmen soll. Wichtig ist für den Gruppenleiter, sich *vor* der Übung nochmal zu erkundigen, welche Teilnehmer zu Kopfschmerzen neigen, und diese nur »Kopf frei und klar« üben zu lassen unter Weglassen der Stirnkühle!

Diesen Hinweis vergaß ich bei einer Gruppe, in der eine 28jährige Sekretärin mit Spannungskopfschmerz teilnahm. Ihre meist linksseitig auftretenden Kopfschmerzen waren durch das Autogene Training bereits seit 14 Tagen fast völlig verschwunden. Als sie jedoch bei der Kopfübung die Formel »Stirn angenehm kühl« wählte, traten ihre alten linksseitigen Kopfschmerzen erneut auf und blieben auch nach der Zurücknahme bestehen. In der an diesem Abend stattfindenden zweiten Übung beschränkte sie sich auf den Vorsatz: »Nacken-Schulter-Gebiet angenehm warm, Kopf frei und klar«, worauf sich der Kopfschmerz löste und wegblieb.

Nach der Übung sind die Berichte der einzelnen durchaus unterschiedlich: Manche sind der Meinung, ihr Kopf sei auch vorher schon frei und klar gewesen (erheiternde Fehlleistung eines Teilnehmers: »Mein Kopf war schon vorher frei und leer!«). Andere berichteten von dem Schwinden eines Kopfdruckes oder von einem Frischegefühl. Gelegentlich wird ein leichter kühler Hauch bei der Einstellung der Stirnkühle empfunden.

Sind alle sechs Standardformeln gut eingeübt, kommt es im allgemeinen zu einem immer rascher eintretenden Vollzug. Der Trainierende ist nicht mehr an die Reihenfolge der Übungen gebunden; beispielsweise tritt die Leibwärme häufig schon gleichzeitig mit der Schwere und Wärme in den Armen auf. Er kann »in den Übungen spazierengehen«, wie sich *J. H. Schultz* ausdrückte. Das heißt natürlich nicht, daß der Trainierende aufstehen und herumlaufen soll! Es bedeutet ein längeres Verweilen bei ihm angenehmen Einstellungen und/oder ein Weglassen oder Kürzen anderer, weniger wirkungsvoller Übungen.

Resonanzdämpfung der Affekte (s. a. S. 13)

Krisenhafte oder stark affektgeladene Situationen können mit Hilfe des Autogenen Trainings besser, leichter bewältigt werden.

Dazu ein Beispiel:

Eine 50jährige Teilnehmerin hatte durch ihre etwas männlichen Gesichtszüge und ihr betont forsches Auftreten die Spötteleien ihrer Kollegen am Arbeitsplatz auf sich gezogen. In unfairer Weise hatten sie ihr, wie sie mir mitteilte, männliche Vornamen gegeben, worauf meine Patientin mit verbalen Wutausbrüchen reagiert hatte. Schließlich glaubte sie sich nicht anders helfen zu können, als auf den schlimmsten Spötter loszugehen und ihm eine Ohrfeige zu geben. Dieses aus Panik entstandene stark affektbetonte Verhalten löste bei ihr wiederum erhebliche Schuldgefühle aus. Sie brauchte einige Tage, um ihr Gleichgewicht wiederzufinden.

Die Einübung in das Autogene Training ging ohne Schwierigkeiten vor sich. Nach Beendigung des Kurses wirkte sie in ihrem Gesamtverhalten weicher, harmonischer, mit einem Wort: gelassener. Sie konnte sich – nach ihrer Aussage – von den Angriffen ihrer Widersacher so weit distanzieren, daß sie ihr gleichgültig wurden. Ihr Nicht-mehr-reagieren veranlaßte die Kollegen zur Einstellung ihrer Spötteleien. Das Problem schien bewältigt.

Ein halbes Jahr später kam die Patientin mit folgendem Bericht in meine Sprechstunde: Kürzlich habe einer ihrer Kollegen sie wieder mit einem männlichen Vornamen geneckt. In jäh aufwallendem Zorn habe sie die rechte Hand zum Schlag erhoben, als im gleichen Augenblick ihr rechter Arm schwer und warm geworden und wieder heruntergefallen sei. Sie habe dadurch die Panikreaktion mit den nachfolgenden Schuldgefühlen vermieden.

Was ist hier geschehen? Der Affekt der Wut entsteht im Zwischenhirn und kann von hier aus das rationale Denken blockieren. Den zentralen Ansatzpunkt der Schwere-Wärme-Ruhe-Übungen des Autogenen Trainings verlegen wir ebenfalls in jenes Zwischenhirn. Hier liegt die Schaltstelle, an der seelische Stimmungen und Affekte körperliche Reaktionen auslösen und umgekehrt. Mit dem Auftreten des Affektes der Wut kam es anscheinend zu einer Gegenregulation durch die mit dem Autogenen Training eingeübte Schwere-Wärme-Ruhe-Einstellung. Ein jäh aufkommender Affekt löst sich auf, was von *J. H. Schultz* als »Resonanzdämpfung der Affekte« oder »überschießender Affekte« (Kraft) bezeichnet wird. Der von *Luthe* geprägte Begriff der »Neutralisation« weist in die gleiche Richtung.

Es scheint mir von wesentlicher Bedeutung zu sein, daß hier ein Affekt nicht verdrängt wird – mit allen ungünstigen Wirkungen einer solchen Verdrängung – sondern daß bei der affektiven Resonanzdämpfung der Affekt in sich aufgelöst wird. »Der Erlebende sucht nicht durch gewaltsame aktive Willensanspannung Drang und Erregung der tobenden Affekte einzuengen, sondern er löst das Spannungssystem des Affektes in sich selbst auf« *(J. H. Schultz)*.

Selbstverständlich tritt diese »Resonanzdämpfung der überschießenden Affekte« nicht immer so spektakulär in Erscheinung wie in dem oben geschilderten Fall. Der autogen Trainierte wirkt jedoch in seiner Persönlichkeit harmonischer und ausgeglichener, eine Tatsache, die häufig zuerst der Umgebung (dem Partner, Familienangehörigen, Berufskollegen, Untergebenen, Vorgesetzten usw.) auffällt, bevor sie von dem Übenden selbst registriert wird.

In jedem Kurs ist eine immer wiederkehrende Tatsache besonders beeindruckend: Von außen eindringende Geräusche – unser Kursraum liegt an einer Hauptverkehrsstraße – werden von vielen Teilnehmern zu Beginn eines Kurses oft als außerordentlich störend empfunden. Ab dem 3. oder 4. Übungsabend werden diese Geräusche zwar oftmals noch wahrgenommen, aber nicht mehr als störend empfunden. Auch dieses Phänomen gehört zum Wirkungsmechanismus der affektiven Resonanzdämpfung.

In diesem Zusammenhang ist eine Beobachtung von *H. Binder* bemerkenswert. Er behandelte drei Mütter, deren Kinder Bettnässer waren, mit dem Autogenen Training. Die Kinder erhielten weder ein Medikament noch eine andere Therapie. Nach Abschluß des Kurses berichteten die Mütter völlig unabhängig voneinander, daß ihre Kinder nicht mehr einnäßten.

Kinder haben sehr feine Antennen für die Verhaltensweisen ihrer Eltern. Die Kinder der von *H. Binder* autogen trainierten Frauen honorierten die größere Ruhe und Gelassenheit der Mütter mit dem Aufhören des Symptoms und blieben trocken. Die Mütter ihrerseits sprachen von mehr Geduld und konsequenteren erzieherischen Maßnahmen. Dies wurde ihnen möglich, weil sie ihre Probleme aus einem anderen Gesichtswinkel sahen, nämlich dem der Ruhe und Gelassenheit. Ich kann diese Beobachtung bestätigen. Eine junge Mutter berichtete in einem Kurs:

»Merkwürdig, seit ich abends keine Schlafmittel mehr nehmen muß, näßt meine kleine Tochter nicht mehr ein!«

Die Resonanzdämpfung der Affekte gehört mit zu den Zielvorstellungen des Autogenen Trainings und stellt sich im Laufe der Übungszeit allmählich und ganz von selbst ein.

Zu Beginn des Kurses wenden viele Teilnehmer ein:»Immer dann, wenn ich mein Training brauche, steht es mir nicht zur Verfügung.« (Gemeint sind alltägliche Krisen- oder Streßsituationen.) Für diese »Unwirksamkeit« des Trainings kommen hauptsächlich zwei Gründe in Betracht: Einmal ist das junge Pflänzchen des Autogenen Trainings zur Lösung eines größeren Problems noch zu schwach. Der Vorgang des Übens stärkt und kräftigt jedoch die »Pflanze«. Sie kann sodann auch massiveren Beanspruchungen standhalten. Zum anderen steht nicht immer eine Couch oder ein bequemer Lehnstuhl bereit, oder es fehlt an der nötigen Zeit, ein ganzes Autogenes Training durchzuführen. Zur besseren Bewältigung solcher belastenden Situationen hat sich das »Kurztraining« bewährt.

Das Kurztraining

Die sogenannten prophylaktischen Ruhe-Autohypnosen (= vorbeugende Ruhepausen) stammen von dem Hirnforscher *O. Vogt* (1900), der sie aus seinen Beobachtungen an Hypnotisierten ableitete. Sie sind also etwas älter als das *Schultz*sche Training, dessen früheste Anfänge auf das Jahr 1905 zurückzugehen. Im Autogenen Training tauchen diese Ruhepausen wieder auf unter dem Namen »Kurztraining«.

Wie der Name sagt, handelt es sich hierbei um zeitlich begrenzte Übungen von etwa 2 bis 4 Minuten Dauer. Dabei genügt im allgemeinen das Einstellen auf die Schwere und Wärme in den Armen und eventuell Atmung mit der anschließenden Formel »Kopf frei und klar« oder »Nacken-Schulter-Gebiet angenehm warm«. Die Übung kann in der Droschkenkutscherhaltung durchgeführt werden. Es kann natürlich auch ein Stuhl mit der Rückenlehne zur Stützung des Rückens verwendet oder ein Hocker an eine Wand gestellt werden.

Selbstverständlich ist auch hier die Zurücknahme nötig (s. a. S. 113).

Längeres Fahren auf der Autobahn ermüdet. Auch hier empfiehlt sich im Abstand von längstens zwei Stunden ein solches Kurztraining, das auf einem Parkplatz durchgeführt werden kann. Der Erholungseffekt ist beträchtlich, und der Fahrer wird seine Reise erfrischt und konzentriert fortsetzen.

In schriftlichen Prüfungen kommt es häufig zu Fehlern und Stockungen und dadurch zu inneren Unruhezuständen, die bei weiterer Steigerung zu einem Abreißen der Gedanken führen können. Hier erweist sich ein Kurztraining oft als hilfreich.

Sogar in Situationen, in denen weder eine Liege- noch eine Sitzmöglichkeit gegeben ist, z. B. wenn viele Menschen auf engem Raum versammelt über längere Zeit stehen müssen, ist ein solches Kurztraining möglich.

Der Übende stellt zur Verbreiterung seiner Standbasis die Füße etwas auseinander und läßt seine Arme locker herunterhängen.

Die Hände machen eine leichte Drehung nach innen, so daß die Handrücken nach vorne und die Handflächen nach hinten zeigen. Dadurch kommen die Arme in die Lage, die sie von der Liege- und Sitzhaltung her gewöhnt sind. Schwere und Wärme strömen beim Trainierten dann von selbst ein, so daß er daran gar nicht mehr zu denken braucht. Der Kopf wird jetzt mit geschlossenen Augen leicht nach vorn geneigt. Die Vorstellung der Wärme (eventuell auch der Schwere) im Nacken- und Schultergebiet führt zu einer raschen Beruhigung. Dauer: 2–4 Minuten.

Anstelle der Nackenwärme kann man auch die Kopfformel wählen. Auch hier ist eine Zurücknahme notwendig: Beide Hände werden zur Faust geballt und beide Schultergelenke etwas angehoben und kräftig durchgedreht, wodurch ähnlich wie beim Abbeugen der Arme größere Muskelpartien aktiviert werden. Zwei tiefe Atemzüge und das Öffnen der Augen beschließen die Übung. Selbstverständlich können auch beide Arme im Ellbogen kräftig abgebeugt werden, sofern dazu genügend Raum vorhanden ist.

Bei Gelegenheiten mit Öffentlichkeitscharakter, z. B. Konferenzen o. ä., könnte das Schließen der Augen in der Umgebung den Eindruck von Langeweile und Müdigkeit erwecken. Es besteht hier die Möglichkeit, ein Kurztraining mit *offenen* Augen durchzuführen. Dabei sollten jedoch die Augen einen ruhigen Punkt suchen und diesen fixieren.

Die Teilentspannung

In der Fachliteratur häufig übersehen, jedoch m. E. ein ganz wesentlicher Bestandteil – ich möchte fast sagen ein Extrakt des Autogenen Trainings – ist die sog. Teilentspannung. Es handelt sich dabei um folgendes:

Treten unvorhergesehene Affektstöße auf, wird es die Situation oft nicht erlauben, typische Übungshaltungen einzunehmen. Der sitzende oder stehende Mensch läßt dann so langsam wie möglich in der Ausatmung den Schultergürtel passiv schwer am Brustkorb niedergleiten mit dem Vorsatz:

»Schultern schwer, ich bin ganz ruhig.«

Er wird in dem fließenden Absinken des Schultergürtels ein intensives Entspannungsgefühl erleben.

J. H. Schultz schildert dies sehr eindrucksvoll: »Je mehr mit fortschreitender Übungsfestigkeit die gesamte Umschaltung ein momentan einsetzender Vorgang, ein ganzheitliches Erlebnis wird, um so wirksamer gelingt es, seine Eigenart an die hier geschilderte Entspannung zu binden. Der gut Durchtrainierte braucht daher, wenn er eine überraschend eintretende Gemütsbewegung abstellen will, nur die beschriebene gleitende Schultergürtelsenkung vorzunehmen, was in jeder Körperhaltung so unauffällig geschehen kann, daß nur der Eingeweihte diese Haltungsänderung wahrnehmen dürfte.«

Die Teilentspannung vermag somit das Gesamterlebnis der Ruhigstellung zu vermitteln, allerdings erst bei genügender Übung.

Wesentlicher Unterschied zum Kurztraining: Bei der Teilentspannung braucht *nicht* zurückgenommen werden, wie es für das Kurztraining unerläßlich ist!

De Corona (Melbourne 1953) gab noch weitere wertvolle Anregungen: Das Tragen eines Erinnerungskärtchens soll den autogen Trainierten immer wieder an die Teilentspannung erinnern, soll anregen, sie öfters am Tag, auch ohne Affektbelastung durchzuführen und sich so gewissermaßen in »gelöster Dauerbereitschaft« (*J. H. Schultz*) zu halten, ein Beitrag zur Psychologie von Amulett und Talisman.

Dieses Sich-lösen ist ein Sich-lassen in Gelassenheit. *J. H. Schultz* spricht von einem »erworbenen Vollzugszwang im normalen Seelenleben«, oder wie es *G. R. Heyer* ausgedrückt hat:

»Wer es gelernt hat, im Autogenen Training ›sich zu lassen‹, wird ›gelassen‹.«

Urlaub und Autogenes Training

Eines im vorhinein: Autogenes Training kann und will den Urlaub nicht ersetzen, aber es kann ihn angenehmer und erholsamer gestalten. Kommt jemand abgespannt an seinem Urlaubsort an, braucht er gewöhnlich einige Zeit, bis sein gestreßtes vegetatives Nervensystem wieder ins Gleichgewicht kommt. Die eigentliche

Erholung beginnt erst nach 10 bis 14 Tagen – so lange braucht das Nervensystem, um von der Hetze des Alltags auf die ausgleichende und kräftesammelnde Ruhe umzuschalten.

Der autogene Trainierte schaltet rascher um: Er gleitet durch das Loslassen-können rascher in die Erholungsphase. Hinzu kommt, daß auch Reisestrapazen und Pannen gelassener hingenommen und bewältigt werden.

Soweit mir bekannt, liegen über diesen wesentlichen Effekt des Autogenen Trainings bisher keine Untersuchungen vor. Jedoch wird jeder, der sich eingehender mit dieser Methode befaßt, diese bemerkenswerten und mir in der heutigen Zeit sehr wichtig erscheinenden Vorgänge bestätigt finden.

Sport und Autogenes Training

Eine ganze Reihe von Spitzensportlern berichtet über Leistungssteigerungen durch Autogenes Training. Die österreichische Skimannschaft z. B. wurde durch *Barolin* erfolgreich autogen trainiert und überraschte allgemein durch ihre gute Kondition. *Lindemann*, der 1956 in einem Ein-Mann-Faltboot den Ozean überquerte und damit eine einmalige Leistung vollbrachte, geht in seinem Buch »Überleben im Streß« als Arzt und Sportlehrer ausführlich auf den Leistungssport ein. Das ist nicht mein Anliegen.

Mir geht es beim Autogenen Training um die innere Sammlung, um das Zurückfinden zu einem seelischen und körperlichen Wohlbefinden und um eine Harmonisierung der Persönlichkeit. Die Leistungssteigerung ist dabei ein durchaus begrüßenswertes Nebenprodukt, das von selbst entsteht, mir jedoch nicht als unmittelbares Ziel erscheint.

Im folgenden gebe ich einige Erfahrungen wieder, die aus meinen Gruppen berichtet wurden.

Beim Reiten gehen die einfühlsame Ausgeglichenheit und vermehrte Ausgewogenheit des autogen trainierten Reiters auf das Pferd über und werden von diesem durch fügsames und entgegenkommendes Verhalten honoriert. Pferd und Reiter bilden jene Einheit, die dem Reitsport ihr Gepräge gibt.

Der Tennisspieler placiert seine Bälle gerichteter und exakter. Daß dies oft schon beim ersten Aufschlag geschieht, ist zwar statistisch nicht erwiesen, wird jedoch eindrucksmäßig immer wieder mitgeteilt.

Ein Kurztraining vor dem Schießen vermittelt dem Schützen eine ruhigere Hand.

Ein Lehrer (Oberstudienrat, 34) berichtete nach Absolvierung eines Kurses, an dem er wegen »nervöser Reizbarkeit, Empfindlichkeit und daraus resultierenden Schlafstörungen« teilgenommen hatte, folgende abschließende Beurteilung: »Bei einem leichtathletischen Zehnkampf, vier Wochen nach Beginn des Autogenen Trainings, erzielte ich in fast allen Disziplinen wesentlich bessere Ergebnisse als im Jahr zuvor. Ich führe das in erster Linie auf die Wirkung des Autogenen Trainings zurück, das ich zwischen die Übungen einschob – oft in abgekürzter Form, mit dem Schwerpunkt auf der Atemübung.«

Auch Bergsteiger und Skiläufer teilen bemerkenswerte Ergebnisse mit. Beim Aufsteigen stellt sich ein autogener innerer Rhythmus ein, der sich in einer günstigen Koordination der Muskelbewegungen ausdrückt. Skifahrer berichten sehr oft von einer besseren Kondition beim Abfahren. Der Bewegungsablauf wird flüssiger und harmonischer. Verspannungs- und Angstzustände mit den vegetativen Begleiterscheinungen des Herzklopfens vor dem Start können oft weitgehend abgebaut werden.

Diese Aufzählung ist keineswegs vollständig. Sie kann die Möglichkeiten, die dem autogen Trainierten zur Verfügung stehen, nur andeuten. Grundlage jeder körperlichen Betätigung ist das Zusammenspiel der Muskeln. Einseitige Willensanspannung führt zu Muskelverkrampfungen und endet in Erschöpfung. Sinnvolles Spannen auf der einen und lösendes Entspannen auf der anderen Seite führen zu einem harmonischen Zusammenspiel im körperlichen und seelischen Bereich – und hier liegen Ansatzpunkte und Stärke des Autogenen Trainings.

Hier sei der Extrembergsteiger *Reinhold Messner* erwähnt, der ohne Sauerstoffgerät und andere Hilfsmittel im Alleingang sämtliche 8000er dieser Erde bestiegen hat, einige davon sogar zweimal! *Messner* ist in das Autogene Training eingeübt. Er verwendet es allerdings – im Gegensatz zu *Lindemann* – nicht zur Leistungssteigerung. Ihm ist es vor allem eine Hilfe begrenzender Selbsteinschätzung: »Ich bin noch nie über meine Verhältnisse gestiegen.«

Formelhafte Vorsatzbildungen

J. H. Schultz wurde von Patienten und Schülern, die soeben in das Autogene Training eingeübt waren, oft gefragt, was sie mit ihrem Training jetzt anfangen könnten, ob es noch weiteres gäbe. Ich erinnere mich seiner knappen und klaren Gegenfrage: »Was stört Sie?«

Eine Reihe von Störungen seelischer und körperlicher Art verschwinden bereits durch die Einstimmung auf die nun schon bekannten sechs Standardformeln in Richtung einer Harmonisierung oder auch Ökonomisierung unwillkürlicher, vegetativer Abläufe.

Auch bei Teilnehmern, die ohne direkten Symptomdruck das Autogene Training erlernten, zeigt sich eine zunehmende Gelassenheit gegenüber störenden Einflüssen.

Es ist jedoch auffallend, daß nach erfolgreicher Auflösung eines Leitsymptoms wesentlich mehr Teilnehmer während des Kurses noch etwas in sich »entdeckt« haben, was sie bearbeiten wollen und dann mit der Frage kommen: »Kann ich das mit dem Autogenen Training auch noch ›wegkriegen‹?«

Störendes kann im gelösten Selbsterleben autogener Verinnerlichung deutlicher und besser wahrgenommen werden als im äußeren, oft von lärmenden Einflüssen überschatteten Alltag!

Ihnen allen kann das durch formelhafte Vorsatzbildungen erweiterte und angereicherte Autogene Training ein Stück weiterhelfen. Der Übende vermag damit *seinem* Training einen neuen persönlichen, einen individuellen Akzent zu setzen. Dies stellt gewissermaßen »eine spezielle und ganz individuelle Erweiterung der Grundstufe dar« *(Iversen, Kraft)*. *Hoffmann* drückt dies sehr klar aus: »Im Grunde geschieht bei diesem Vorgang nichts anderes als bei allen Formeln des Autogenen Trainings: intensives Vorstellen eines Formelinhaltes mit anschließendem nicht-vorsätzlichen Geschehenlassen der Formelauswirkung.«

Von der Hypnose her ist bekannt, daß ein während des hypnotischen Zustandes an die Versuchsperson gegebener Auftrag nach einem längeren oder kürzeren Zeitabstand von dieser ausgeführt werden kann. Die betreffende Person ist sich bei diesem Vorgang nicht bewußt darüber, daß sie noch unter hypnotischem Einfluß steht. Man spricht hierbei von einem »posthypnotischen Auftrag«, der mitunter auch »posthypnotischer Befehl« genannt wird. Das Wort »Auftrag« deutet *meine* Einstellung zur Hypnose an. Die Grundbeziehung zwischen Arzt und Patient besteht hier in einem gleichwertigen, partnerschaftlichen Miteinander zwischen zwei Menschen, wobei der eine Lernende ein Stück weit geführt wird. Es gibt also kein Gefälle zwischen »oben« und »unten«, das einen »Befehl« rechtfertigen könnte.

Die posthypnotischen Aufträge bei der Hypnose werden immer wieder mit den formelhaften Vorsatzbildungen beim Autogenen Training verglichen. Dieser Vergleich ist nur bedingt richtig. Beim Autogenen Training ist die Eigenarbeit das Entscheidende und nicht das Geführtwerden durch einen anderen. Die konzentrative Selbstzuwendung führt zu einer ausgesprochenen »kontemplativen« Versenkung.

Mit der Entfernung von »Außen« und der Hinwendung zum »Innen« kommt es zu einem leichten hypnotischen Zustand, zu einem sogenannten Hypnoid. *J. H. Schultz* hat immer wieder empfohlen, hierbei nicht von »Autosuggestion« zu sprechen. Dieser Begriff könnte eine Zweiteilung des Übenden bedeuten, bei welcher der eine Teil dem anderen Suggestionen erteilt. Deshalb heißt das Autogene Training »*konzentrative Selbstentspannung*« und nicht Autosuggestion.

Formelhafte Vorsatzbildungen sind Anregungen, Einstellungen oder Aufträge, die sich der Übende im Zustand der Versenkung vornehmen, vorsetzen oder vorstellen kann und die ihm dann später in der Realität des Lebens als »Vollzugszwang« (s. Fußnote Seite 42) – sozusagen automatisch – zur Verfügung stehen. Solche erworbenen Vollzugszwänge sind automatisch ablaufende, nicht von bewußt willentlichen Impulsen gesteuerte Handlungen, die uns zum Teil erst einen geordneten Ablauf unseres Daseins ermöglichen.

Zum besseren Verständnis dieses Mechanismus' sei der Vorgang des Lesens angeführt: wir haben alle einmal Lesen gelernt und längst vergessen, wie das damals zugegangen ist. Wenn wir aber heute durch eine Straße gehen, können wir an einer Schrift nur schwer vorbeigehen, ohne zu lesen. Und zwar lesen wir nicht Buchstaben für Buchstaben, sondern das ganze aus Buchstaben zusammengesetzte Wort. Dieses Lesen-Müssen beruht auf einem erworbenen Vollzugszwang. Mit der erlernten neuen Fähigkeit des Lesen-Könnens haben wir zwar eine neue Freiheit erworben, uns aber gleichzeitig einen Zwang eingehandelt, nämlich den Zwang des Lesen-Müssens!

Voraussetzung für die erfolgreiche Anwendung formelhafter Vorsatzbildungen ist die Absolvierung der sechs Standardübungen der Grundstufe. Alle Vorsätze sollen und können nur Anregungen sein. Gemeinsam mit dem Kursleiter muß für den Übenden eine passende Formulierung gefunden werden, die seinen Bedürfnissen und seiner Persönlichkeit – soweit wie irgend möglich – entspricht. Das Einarbeiten einer solchen spezifischen Formel muß gegebenenfalls dem Einzelgespräch vorbehalten bleiben und würde den Rahmen dieses Buches überschreiten. Die Vorsätze dürfen nicht mißverstanden werden als ein Rezept, das man verschreibt. Sie sind auch keine kalenderspruchartigen Leitsätze oder Maximen der Erziehung, denen ein »Du sollst« oder »Du darfst« zugrunde liegt. Sie dienen der Selbstbestimmung und Selbstentfaltung; sie sollen die Bearbeitung und eventuell die Beseitigung eines Problems ermöglichen.

Wichtig erscheinen mir bei der Formulierung einer formelhaften Vorsatzbildung folgende neun Punkte:

1. Antizipation: Antizipation ist die Vergegenwärtigung oder Vorwegnahme von etwas Zukünftigem. Das bedeutet, daß der Vorsatz grundsätzlich im Präsens, der Gegenwartsform, gebildet wird.

2. Positiv-Formulierung: Es entspricht der Erfahrung, daß ein positiver Vorsatz besser »haftet« als ein negativer. Negationen, wie

»Nein« oder »Nicht« sollen vermieden werden. Ausnahme: Alkoholkranke und Suchtraucher.

3. *Kürze:* Die Formel soll kurz, klar und bestimmt sein. Sie kann unter Umständen auch länger sein, wenn sie die persönliche Betroffenheit des Übenden widerspiegelt. Eine weitere Ausnahme bildet der Entwöhnungsversuch bei Trinkern und Rauchern, worauf ich später eingehen werde.

4. *Indifferenz:* Zum Abstellen lästiger oder störender Angewohnheiten hat sich das Wort »gleichgültig« bewährt. Es schafft *Distanz*. Hierbei ist jedoch sehr zu beachten, daß es unzulässig ist, einen anderen Menschen – außer in der Examenssituation! – »gleichgültig« werden zu lassen. Das kann zu Kommunikationsstörungen führen; im Extremfall können Isolierungs- und Entfremdungsprobleme entstehen.

5. *Eigenkritik:* Unser Ich ist kritisch: es prüft und kann annehmen, was »stimmig« ist und »eingeht«. Es kann jedoch mit Widerständen reagieren, wenn ihm der Vorsatz nach Form und Inhalt nicht »schmeckt« und ihm widerstrebt. Es ist besonders kritisch bei »falschen Tönen«, wie dies beispielsweise bei der unkontrollierten Anwendung der Methode nach *Coué* der Fall war. (»Es geht mir immer besser und besser.«)

Daraus folgt, daß der Übende seinen Vorsatz so wählen sollte, daß er ihn akzeptieren kann. Dabei ist es meines Erachtens legitim, z. B. einem Menschen mit hohem Anspruch an sich selbst und einem entsprechend stärker betonten Über-Ich nahezulegen, diesem gegenüber etwas unfreundlich zu sein: im gleichen Maße, wie es ihm gelingt, ein Zuviel an Über-Ich abzubauen, kommt es zu einem Aufbau von Ich, zu einer Ich-Stärkung. Mit anderen Worten: Weg vom »ich muß« hin zum »ich möchte«!

6. *Mundart:* Der Vorsatz sollte in einer naiven, fast kindhaften Sprache möglichst einfach formuliert werden, so »wie einem der Schnabel gewachsen ist«.

7. *Humor:* Die Bildung einer formelhaften Vorsatzbildung ist eine kreative Leistung. Kreativität wird durch Humor gefördert.

Es schadet sicher nicht, wenn man das Ganze mit einem inneren Schmunzeln anpackt!

8. Probe: Eine mit dem Therapeuten gemeinsam erarbeitete formelhafte Vorsatzbildung wird zunächst »auf Probe« in das Autogene Training aufgenommen. Besonders günstig scheint mir hierfür die abendliche Übung zu sein. Der Vorsatz wird locker (!) zwei- bis dreimal in die Übung eingestreut oder »eingepflanzt«, und der Betreffende wartet ab, ob sein Selbst die Formel inhaltlich und formal akzeptieren kann oder nicht. Im positiven Fall wird der Vorsatz in der gleichen Weise beibehalten und über mehrere Wochen weiter geübt.

Ergeben sich jedoch Widerstände, so sollte er sich nicht scheuen, das Ganze zu ändern und neu nach den o. a. Gesichtspunkten zu formulieren.

Nochmals: Es ist wichtig, den Vorsatz *locker* in die Übung einzustreuen. Bei diesem Vorgang handelt es sich nicht, wie manche meinen, um ein bloßes Einreden oder Überreden: es ist eher einem Einpflanzen zu vergleichen. In der autogenen Versenkung ist die Tiefe der Persönlichkeit besonders empfänglich (= suggestibel) für die Saat. Stetiges und konsequentes Üben entspricht dem täglichen Gießen: die Pflanze wächst. Es bildet sich etwas Neues. Hat der Übende nach einigen Wochen mit seinem Vorsatz etwas realisieren können, wird er mit einer seiner Fehlreaktionen besser fertig, so kann er sich – wenn notwendig – nach einer weiteren Formel umsehen.

In einigen Veröffentlichungen wird das »Einhämmern« der Formel propagiert; die Formel soll in einem Übungsablauf 20–20mal(!) wiederholt werden. Mir scheint, daß diese Formel des Einpaukens zu sehr bewußten, willentlichen Ursprüngen entstammt, wie sie vielen von der Schule her noch in Erinnerung sind. Die Kunst beim Autogenen Training besteht aber gerade in dem wie absichtslosen Geschehenlassen. Und genau dies gilt für die formelhaften Vorsatzbildungen, ebenso wie für die sechs Standardformeln. »Man wird daher im allgemeinen formelhafte Vorsatzbildungen nicht zentral in die autogene Arbeit einfügen, sondern mehr locker gestreut, gewissermaßen nebensächlich« *(J. H. Schultz).*

9. Überlastung: Es ist nicht sinnvoll, das Autogene Training mit mehreren Vorsatzbildungen zu überlasten. Ein zu voll geladener Wagen bricht entzwei. Man sollte – wie schon erwähnt – bei *einer* Formel über mehrere Wochen bleiben. Zeigt sich eine Veränderung im Verhalten, kann man gegebenenfalls zu einer anderen Vorsatzbildung übergehen. Allerdings gibt es eine Ausnahme: Zwei Vorsätze, die sich formal und/oder emotional gut ergänzen, können auch gleichzeitig verwendet werden.

Wenn ich nachfolgend einige Beispiele für formelhafte Vorsatzbildungen bringe, sei nochmals betont, daß diese auch nur beispielhaft zu verstehen sind. Kritikloses Übernehmen der einen oder anderen Formel kann zu Fehlhaltungen und Fehleinstellungen führen, wie wir später noch sehen werden.

Außerdem kommen wir hier zu einem weiteren Problem, auf das auch *Wallnöfer* mit Recht hinweist und das in der Oberstufe noch deutlicher wird: nämlich die Individualität jeder einzelnen Formel. Gegen jeden Satz kann man etwas einwenden, und jeder Satz hat auch etwas für sich. Es kommt ausschließlich auf das Erleben des Übenden (und nicht des Arztes!) an. Aufgabe des Arztes ist es, das Problem seines Patienten zu erkennen und *gemeinsam* mit ihm eine Formulierung zu finden, die für ihn annehmbar ist, die er assimilieren kann. Ob sie paßt, zeigt sich meistens schnell.

Mit *Luthe* kann man die *intentionalen* von den *organspezifischen* Formeln unterscheiden. Während diese vom Abgewöhnen kleiner, gewohnheitsmäßiger Fehlreaktionen und »dummen Angewohnheiten des Alltags« bis hin zur systematischen Arbeit am Charakter dienen, können mit Hilfe jener gestörte Körperfunktionen angesprochen werden. Gerade die Überwindung der kleinen alltäglichen Schwierigkeiten und Störungen kann ein Ansatzpunkt einer besseren Entfaltung der Persönlichkeit sein und damit die Grundlage schaffen für eine bessere Lebensbewältigung. Der Weg zur systematischen Arbeit am Charakter kann damit manchmal auch erst eröffnet werden.

Anregungen für intentionale Vorsatzbildungen

Über den zu Beginn des Gruppentrainings vermittelten Vorsatz und seine Auswirkung wurde bereits ausführlich auf Seite 41 berichtet:

»Geräusch(e) ganz gleichgültig.«

Für etwas unordentliche und vergeßliche Menschen:

»Schreibtisch wird aufgeräumt.«
»Brief wird geschrieben.«
»Namen werden gemerkt.«
»Ich kann wegwerfen.«

Ein erstaunlich wirksamer Vorsatz (wichtig für Analysanden):

»Träume werden gemerkt.«

Motivationsformel nach *H. Binder:*

»Tägliches regelmäßiges Üben bringt (gibt) Ruhe, Sicherheit und Gelassenheit (Selbstvertrauen) in jeder Situation.«

Oder nach *G. Iversen:*

»Zuversichtlich wird es richtig.«
»Gelassen und heiter komme ich weiter.«

Hier werden Gelassenheit und Heiterkeit (Humor) konditioniert.

Von großer Wichtigkeit sind formelhafte Vorsatzbildungen mit dem Ziel größerer Sicherheit:

»Ich bin ich.«
»Ich weiß, was ich kann.«
»Ich weiß, was ich will.«
»Ich komme durch.«
»Ich setze mich durch.«
»Ich kann NEIN sagen.«

»Ich schaffe es.« (Vorsicht!)

»Ich kenne meine Grenzen – ich bleibe in meinen Grenzen – und achte sie.«

»Ich bin innerlich frei.«

Hierzu einige Protokolle:

Eine Gruppe von Fürsorgezöglingen in Berlin Tegel wurde in das Autogene Training eingeführt. Sie wählten als Vorsatzbildung: »Ich komme durch!« Es dauerte drei Wochen, da waren fünf von ihnen aus der Haft entflohen. Sie nahmen den Vorsatz zu wörtlich.

Mit dem Vorsatz »Ich schaffe es – Kurs West!« hat bekanntlich *Lindemann* die Überquerung des Ozeans in einem Faltboot von Ost nach West in der Zeit von 71 Tagen (und Nächten!) in einem schier unglaublichen Kraftakt bewältigt. Ich möchte jedoch gerade bei diesem Vorsatz »Ich schaffe es« zu größter Zurückhaltung raten. Autogenes Training ist kein Leistungssport, sondern eine Möglichkeit vor allem der inneren Sammlung und Einkehr. Daß ich konzentrierter und besser arbeiten kann, wenn ich Gelassenheit erlangt habe, ist ein durchaus begrüßenswertes Nebenprodukt, das von selbst entsteht, mir jedoch nicht als das unmittelbare Ziel erscheint.

Dazu folgendes Protokoll: Ein 60jähriger Manager wurde mir wegen einer Schlafstörung bei einem massiven Angstsyndrom zum Autogenen Training überwiesen. Seine Symptomatik bestand seit einem ¾ Jahr. Seine Biographie schien unauffällig. Er war, wie er sagte, gut verheiratet und seit 40 Jahren bei der gleichen Firma. Er habe jedoch ein Hobby, den Sport, und zwar den Leistungssport. Er war sogar in einer bestimmten Sportart vor zwei Jahren bayerischer Meister und vor einem Jahr Münchner Meister gewesen. Und in diesem Jahr sei er plötzlich nach einer sehr anstrengenden sportlichen Leistung aufgrund einer Wette, und zwar mit einem 20jährigen, mit schwersten Ängsten erkrankt. Die Untersuchung auf der Intensivstation ergab keinen Anhalt für den befürchteten Herzinfarkt. Jedoch plagten ihn seither seine Schlafstörungen, und die Angst ließ ihn nicht mehr los. Die Einübung in das Autogene Training ging ohne Schwierigkeiten vonstatten: er konnte wieder schlafen, seine Ängste gingen deutlich zurück. Und zum Abschluß seines Trainings meinte er dann etwas treuherzig, der

Vorsatz »Ich schaffe es« sei doch wohl das Passende für ihn. Im gemeinsamen Gespräch konnte er erkennen, daß er mit diesem ganz auf Leistung ausgerichteten Vorsatz ein Rezidiv auslösen und sich damit schaden könnte. Er erarbeitete sich *selbst* folgenden Vorsatz, der von mir unterstützt wurde:

»Ich kenne meine Grenzen – ich bleibe in meinen Grenzen.«

Er konnte damit seinen zu hohen Anspruch abbauen.

Das Ganze liegt über 20 Jahre zurück, und als ich auf einem Kongreß dieses Protokoll mit meiner Gruppe durchsprach, erschien im darauffolgenden Jahr eine Kollegin und bedankte sich bei mir für diesen Vorsatz. Sie hatte mit »Ich kenne meine Grenzen – ich bleibe in meinen Grenzen« 25 Pfund abgenommen. Sie konnte damit ihre Eßgewohnheiten nachhaltig beeinflussen und ebenfalls ein Zuviel abbauen.

Ein junger Mediziner vor dem Physikum hatte sich im unkontrollierten Alleingang den Vorsatz gewählt: »Ich will alles ganz genau wissen« und wurde damit unruhig und schlafgestört. Seine Freundin, ebenfalls Medizinstudentin, glaubte mit der Formel »Ich bin aktiv« ihr Physikum besser meistern zu können und wurde nervös. Gemeinsam fanden wir den Vorsatz

»Ich schaffe es«,

der von beiden angenommen werden konnte.

Gleicher Vorsatz – anderer Ablauf: im Gegensatz zu dem illusionären Leistungsanspruch in dem vorherstehenden Beispiel mußten die beiden Studenten wirklich etwas »schaffen«, nämlich ihr Examen.

Vorsatzbildungen für Examensvorbereitung:

»Gelerntes wird behalten.«
»Alles Gelesene frei verfügbar.«
»Gedächtnis behält.«

»Ich arbeite ruhig und gelassen (gesammelt).«
»Prüfung und Prüfer ganz gleichgültig:«[7]

Eine unbeabsichtigte und überraschende Wirkung erzielte ein Student der TH mit dem Vorsatz: »Prüfung ganz gleichgültig.« Er erschien einen Tag nach der Prüfung und teilte mir mit: »Es hat sehr gut gewirkt! Die Prüfung ist mir so gleichgültig gewesen, daß ich gar nicht hineingegangen bin.« Vielleicht spielte auch hier der persönliche Hintergrund eine Rolle.

Ein weiteres Protokoll:

Ein Student der TH bereitete sich auf das Examen in den Fächern Statistik und Festigkeitslehre vor. Dabei fiel ihm die Festigkeitslehre besonders schwer, da sie ihn wenig interessierte. Er konnte sich nur schlecht darauf konzentrieren. Einer momentanen Eingebung folgend bot ich ihm den Satz an:

»Festigkeit macht Freude«,

der von ihm begeistert aufgenommen wurde. Nach einer Woche kam er mit der Mitteilung: »Ich bin umgepolt! Ich kann die Festigkeitslehre jetzt gut lernen– aber bei der Statik klappt es jetzt nicht mehr.«

Nahe verwandt mit den Prüfungsängsten scheint mir das Lampenfieber zu sein. Hier bieten sich folgende Formeln an:

»Ich spreche flüssig und frei.«
»Es spricht aus mir.«
»Ich bin auf der Bühne (Podium) gelassen und frei.«
»Ich mag mein Publikum.«

Dazu ein Protokoll:

Ein 29jähriger Flötist, der in seinem Orchester beim Solopart stets in Schwierigkeiten kam, fand für sein Spiel eine bessere Kondition. Er hatte im Kurs gelernt, die Schultern besser fallen zu

---

7 In der gelegentlich zu beobachtenden Paniksituation vor einer Prüfung ist die Distanzierung mit Hilfe der Indifferenzformel »gleichgültig«, bezogen auf einen anderen Menschen, ausnahmsweise erlaubt. In allen anderen Situationen kann diese Formel zu Schwierigkeiten führen. (Kommunikationsstörungen und Entfremdung, wie bereits erwähnt.)

lassen. Damit konnte er seine Querflöteetwas anders halten, als es ihm vorher mit verkrampften und hochgezogenen Schultern möglich gewesen war. Diese geringe Haltungsänderung drückte sich in seinem Spiel aus. Nach sechs Wochen Übungszeit sei – nach seinem Bericht – »sein Solo einmalig gewesen«. Zusätzlichen Gewinn brachte ihm die (selbstgefundene) Formel:

»Ich spiele auswendig.«

Vorsätze bei Erythrophobie (Errötungsfurcht) und Hyperhidrosis (Neigung zu schwitzen):

Das Erröten, das Erblassen oder das Schwitzen sind Wahrnehmungen und Aussagen unserer Haut, die auf der Grundlage von Emotionen und Affekten entstehen. Im Volksmund heißt es:»Ich fühle mich nicht wohl in meiner Haut.«

Der Errötungsfurcht junger Menschen liegt häufig ein Autoritätsproblem zugrunde. Zum Erröten kommt es dann in bestimmten Situationen oder beim Zusammentreffen mit bestimmten Menschen. Je mehr sich der Betreffende vornimmt, gerade jetzt nicht zu erröten, um so intensiver tritt dann das Symptom auf. Er gleicht darin jenem Radfahrer oder Skiläufer, der ein Hindernis vermeiden möchte, der jedoch um so sicherer darauf zufährt und zu Fall kommt.

Neben dem klärenden Gespräch, gegebenenfalls in Verbindung mit weiteren psychotherapeutischen Maßnahmen, führt das Autogene Training zu einer allgemeinen psychischen Stabilisierung und mit dem Vorsatz:

»Gesicht angenehm kühl«
»Nacken-Schultergebiet angenehm warm« oder auch
»Füße warm«

kommt es häufig zu einem Schwinden dieses Symptoms.

Bei Neigung zu feuchten Händen bringt der Vorsatz:

»Hände warm und trocken«

häufig Erleichterung. Auch bei allgemeiner Neigung zu vermehrter Schweißabsonderung erweist sich das Autogene Training immer wieder als hilfreich. Allerdings ist hier meist – nach meiner Erfahrung – nicht mit einem sehr raschen Wirkungseintritt zu rechnen.

Von Kursteilnehmern, die aus den Mittelmeer- oder sonstigen warmen Ländern stammen, werde ich immer wieder gefragt, wie sie der Hitze dort besser begegnen könnten. Hier empfiehlt sich die Einstellung:

>>angenehm warm<<,

nicht etwa >>kühl<< oder >>kalt<<, die meistens angenommen wird.

Formelhafte Vorsatzbildungen bei Angstzuständen und depressiven Verstimmungen:

>>Ich bin innerlich frei.<<
>>Ich bin ruhig, sicher und frei von quälenden Gedanken.<<
>>Ich sehe das Gute und freue mich am Leben.<<
>>Ich ruhe in mir selbst.<<

Schließlich ein Vorsatz, in dem dies alles enthalten ist:

>>ICH LASSE MICH LOS.<<

Ein Vorsatz, der von einem Patienten im Alleingang gefunden worden ist, möge als Beispiel gelten, wie man es nicht machen sollte: >>Ich will keine Angst haben!<< Dieser Satz enthält gleich drei Fehler: Erstens ist das Wort >>will<< unzulässig; zweitens enthält es die Negation >>keine<< und drittens soll das Wort >>Angst<< nicht ausgesprochen werden, da diese gerade dadurch ausgelöst werden kann.

Vorsatzbildungen für Streßgeplagte:

>>Eins nach dem anderen.<<
>>Immer langsam voran.<<
>>Unangenehmes zuerst.<<
>>Ich kann delegieren.<<

Daß Schlafstörungen oft schon in den ersten Übungswochen schwinden können, wurde bereits erwähnt. Für anhaltende schwere Schlafstörungen hat *Langen* den wirkungsvollen Satz geprägt:

>»Erholung wichtig – Schlaf gleichgültig«,

um den Betreffenden von seinem zwanghaften Denken an den Schlaf abzukoppeln.

Abhängigkeiten wie *Alkohol* und *Rauchen* nehmen eine Sonderstellung ein. Hier führt die Indifferenzformel »Alkohol gleichgültig« im allgemeinen sicher nicht zum Erfolg. An ihre Stelle tritt hier eine Formulierung nach *J. H. Schultz*, die man kategorisch nennen könnte und bei der die Antizipation eine besonders große Rolle spielt:

>»Ich trinke (brauche) keinen Alkohol –
>Zu keiner Zeit, an keinem Ort, bei keiner Gelegenheit
>(In keiner Form – in keiner Stimmung –)
>Die anderen trinken – das ist mir gleichgültig.«

Die Formel ist länger als die bisherigen, auch enthält sie Negierungen. Gegen den ebenso kurzschlüssigen wie verhängnisvollen Satz: »Einmal ist keinmal«, kann man – gewissermaßen als Antidot – den Satz wählen:

>»Jeder Augenblick ist wichtig!«

Für den sinnvollen Einsatz der *Teilentspannung*, über die schon berichtet wurde (s. S. 113), sei hier das folgende Fallbeispiel mitgeteilt:

Ein 26jähriger Architekt, der an mehreren Stellen im Stadtgebiet die Bauaufsicht auszuüben hatte, geriet zwischen den einzelnen Baustellen im flutenden Straßenverkehr in einen streßhaften Erregungszustand. Nach erfolgreichem Einüben in das Autogene Training fand er für sich eine wirkungsvolle Methode der Teilentspannung: Vor jeder auf Rot geschalteten Verkehrsampel führte er in der Ausatmung die oben beschriebene, gleitende Schultergürtelsenkung durch mit dem Vorsatz:

»Schultern warm – ich bin ganz ruhig.«

Der Erfolg war für ihn verblüffend: Die nervöse Hetze fiel von ihm ab und er kam mit seinen Terminen wesentlich besser zurecht.

Daß auch scheinbar unverfängliche und eindeutige Vorsätze zu merkwürdigen Verhaltensweisen führen können, zeigt der Bericht einer 45jährigen Amerikanerin. Sie glaubte sich etwas Gutes zuzufügen mit dem Vorsatz »Zuversicht«. Jeder, auch ein erfahrener Therapeut, würde dem Wort Zuversicht trauen; es ist etwas Positives, zuversichtlich auf eine Sache zuzugehen. Nicht so die Tiefenperson besagter Amerikanerin: Sie erlebte, nach einigen Tagen, daß sie sehr vorsichtig über die Straße ging und den Fuß vorsichtig auf den Bürgersteig setzte. Und plötzlich fiel ihr ein, daß sich das Wort »Zuversicht« in ihr gewandelt hatte zu dem Begriff »Zur Vorsicht«; dazu war sie von ihrer stark besorgten Mutter immer ermahnt worden.

Nach dem Weglassen dieses Vorsatzes normalisierte sich ihr Gehverhalten sofort wieder.

Anregungen für organspezifische Vorsatzformeln

Während die im vorhergehenden Kapitel besprochenen Vorsatzbildungen auf dem Weg über die Selbstbeeinflussung zu Veränderungen im Verhalten führen können, zielen die folgenden darauf ab, Änderungen im körperlichen Bereich, im Befinden zu erreichen.

Bei diesen organspezifischen Formeln handelt es sich um gezielte *ärztliche* Maßnahmen. Einbezogen in diese Aufgabe sind auch erfahrene klinische Psychologen, die eng mit einem Arzt zusammenarbeiten. Unabdingbare Voraussetzung ist die genaue ärztliche Untersuchung vor Beginn des Trainings, da diese Vorsatzbildungen geeignet sind, funktionelle Veränderungen im Körpergeschehen hervorzurufen. Vor einem unkontrollierten Üben ohne ärztliche Indikationsstellung und entsprechende Überwachung ist nachhaltig zu warnen!

Wichtig erscheint mir an dieser Stelle der Hinweis, daß fortlaufende Kontrollen der eventuellen klinischen Befunde unerläßlich sind, z. B. Blutdruckmessung, Kontrollen der Stoffwechselparameter, laufende Augen-Innendruckmessungen bei Glaukompatienten usw., da unter Umständen Medikamente reduziert bzw. umgestellt werden müssen.

Im folgenden kann ich nur einige Anregungen geben. Sie erheben keinen Anspruch auf Vollständigkeit.

Grüner Star (Glaukom): Das Glaukom ist gekennzeichnet durch eine Erhöhung des Augeninnendruckes. Die zusätzliche Einstellung:

»Augen angenehm kühl«

führte bei einer 72jährigen Patientin zu einer anhaltenden Senkung des Augen-Innendruckes von 31 auf 20 mm Hg im Verlauf von einigen Wochen (fachärztliche Kontrolle).

Schielen: Eine 33jährige Sekretärin litt an einer Sehstörung, dem sog. Doppelbildsehen. Nachdem Sehschule und eine operative Verkürzung des äußeren Augenmuskels nicht zu dem gewünschten Erfolg geführt hatten, nahm sie an einem Gruppenkurs teil. Schon drei Wochen nach Beginn des Kurses waren die Doppelbilder zu ihrer Überraschung verschwunden, und sie konnte ihre Prismenbrille (13 Prismen-Dioptrien!) ablegen. Ebenso verschwanden die häufig auftretenden Kopfschmerzen. Eine spezifische Formeleinstellung erwies sich hier nicht als erforderlich.

Der Berliner Augenarzt *Schultz-Zehden* hat über eindrucksvolle Erfahrungen mit dem Autogenen Training berichtet, die er bei seinen Patienten mit Glaukom, Schielproblematik und Erblindungsängsten beobachten konnte.

Für Haftschalenträger, die in der Eingewöhnungsphase Schwierigkeiten hatten, genügt häufig die mit der Einübung in das Autogene Training erzielte Gelassenheit zu einer besseren Bewältigung ihres Problems.

Heuschnupfen (allergische Rhinitis): Die Monate Mai und Juni werden wegen der Gräserblüte von jenen Menschen gefürchtet, die zu Heuschnupfen neigen. Wir sprechen dann von einer Allergie gegen bestimmte Pollen oder Gräserblüten. Hier bringt die Einstellung

»Schleimhaut der Nase angenehm kühl (und trocken)«

diesen Menschen oft größte Erleichterung.

Dem Leser ist bereits bekannt und geläufig, daß mit dem Vorsatz »warm« eine bessere Durchblutung der Haut angeregt werden kann. Bei der Schleimhaut dagegen wird die Einstellung »kühl« verwendet. Dadurch kommt es zu einer »Harmonisierung« des bei Heuschnupfen verquollenen Gewebes der Nasenschleimhaut.

Besteht neben der Irritation der Nasenschleimhaut gleichzeitig eine Bindehautentzündung, kann die Formel erweitert werden auf:

»Schleimhaut der Nase und der Augen angenehm kühl.«

Nach meiner Erfahrung finden etwa 75 % der Heuschnupfengeplagten damit Hilfe, das heißt, sie brauchen wesentlich weniger oder überhaupt keine Medikamente mehr.

Asthma bronchiale: Das Bronchialasthma ist eine Erkrankung, der sowohl eine körperliche Schädigung als auch eine seelische Fehlhaltung zugrunde liegen kann oder beides. Neben anderen Maßnahmen empfiehlt es sich, das Autogene Training einzuüben, gewissermaßen therapiebegleitend zur Unterstützung und psychischen Stabilisierung, im Sinne eines »sowohl – als auch« und nicht im Sinne eines »entweder – oder«. Allerdings ist ein Asthmapatient, der zu Anfällen neigt, aus verständlichen Gründen nicht für die Gruppe geeignet. Hier wird man der Einzeltherapie den Vorzug geben, zumal die Aufhellung des seelischen Hintergrundes nur im persönlichen Gespräch möglich ist.

Folgende Formel hat sich bei Asthmatikern bewährt:

»Schleimhaut der Nase und des Rachens,
der Atemwege bis hinunter in die kleinsten Bronchien
angenehm kühl und trocken –
Brustraum angenehm warm.«

Konsequentes Üben ist gerade hier beim Asthma bronchiale eine wesentliche Voraussetzung.

Pruritus vulvae (Juckreiz des weiblichen Genitale): Dieser oft sehr unangenehme Juckreiz der Vagina kann isoliert oder als ein Symptom einer anderen Erkrankung (z. B. Diabetes mellitus) auftreten. Nach genauer Abklärung der Diagnose bewährt sich erneut die Kühleeinstellung des entsprechenden Schleimhautgebietes mit der Spezialformel:

»Schleimhaut der Genitalgegend (Vagina) angenehm kühl.«

Chronische Prostatitis (Entzündung der Vorsteherdrüse): Dabei handelt es sich um eine chronische, oft schwer behandelbare und schmerzhafte Erkrankung der Prostata, die häufig (auch wegen ihrer langen Dauer) neurotisch überlagert ist. Hier kann das Autogene Training segensreich wirken mit dem Vorsatz:

»Unterbauch (Blasengegend) angenehm warm.«

Daß die sechs Standardübungen als solche – *ohne* jeden Spezialvorsatz! – eine über 12 Jahre sich hinziehende, chronische Prostatitis zur Ausheilung und damit zum Verschwinden bringen konnten, zeigt das folgende Protokoll:

Ein 36jähriger Mann machte vor 12 Jahren, also im Alter von 24 Jahren, eine bakterielle Prostatitis durch. Nach deren vermeintlicher »Ausheilung« entwickelte sich eine »vegetative Prostatopathie« (= Prostata-Erkrankung) mit unangenehmen und belastenden Symptomen: Krämpfe im Unterbauch nach längerem Sitzen (Patient hatte eine vorwiegend sitzende Tätigkeit), beim Radfahren, bei Kälte und Witterungswechsel, gelegentlich schmerzhafte Ejakulationen, ziehende Schmerzen bei Sexualverkehr. Wiederholte Untersuchungen und medizinische Behandlungsversuche führten zu keinem Erfolg. Einmal wurde sogar ein operativer Eingriff vorgeschlagen. Der Patient nahm an einem Gruppenkurs teil. Schon während der Übungszeit kam es zu einer wesentlichen Besserung und nach einem halben Jahr war er beschwerdefrei. Eindrucksvoll war dabei die gleichzeitige Beseitigung einer ausgesprochenen Kälteempfindlichkeit und Infektanfälligkeit. Während vor dem Autogenen Training etwa zwei- bis dreimal jährlich fieberhafte Infekte aufgetreten waren, blieben diese jetzt aus. Offenbar hatte sich die Immunlage (Abwehr) entscheidend verbessert. Letzteres ist eine Beobachtung, die ich öfter erleben konnte und die weiterer wissenschaftlicher Abklärung bedarf.

Harninkontinenz (Harnträufeln): Das Harnträufeln ist ein unangenehmes und lästiges Symptom, das vor allem bei Frauen auftritt. Stehen hierbei psychische Faktoren im Vordergrund, ist ein Autogenes Training gerechtfertigt. Daß auch bei länger dauernden Beschwerden und anatomischen Veränderungen Erfolge möglich sind, zeigt das folgende Protokoll:

Eine 55jährige Patientin mußte sich in den letzten 12 Jahren dreimal einer Unterleibsoperation unterziehen. Geblieben war ihr das lästige Harntröpfeln – und vor allem die Angst davor. Das hinderte sie, ihren Beruf auszuüben, auszugehen usw. Nach einer Aufregung (Autounfall einer Verwandten) war sie 10 Tage lang »merkwürdigerweise trocken geblieben«, wie sie sagte. Dies brachte sie auf die Idee, ob nicht doch eine nervöse Komponente im Spiel sein könnte, und motivierte sie zur Teilnahme an einem Gruppenkurs. Die Einübung des Autogenen Trainings unter Einbeziehung der Zusatzformel

»Blasengegend angenehm warm«

ging störungsfrei vor sich und befreite sie noch während des Kurses von ihrem lästigen Symptom (Nachbeobachtungszeit 10 Jahre).

Sexualstörungen: Insbesondere die Impotenz des Mannes und die Frigidität (Anorgasmie) der Frau bedürfen im allgemeinen einer weitergehenden Psychotherapie, da hier meist tieferliegende Konflikte und Probleme zugrunde liegen.

Immerhin kann jedoch die begleitende Einübung in das Autogene Training günstig wirken, z. B. beim Vaginismus (Scheidenkrampf) der Frau mit dem Vorsatz:

»Becken angenehm warm.«

Auf jeden Fall sollte hier das Autogene Training in ein therapeutisches Gespräch eingebettet sein.

Warzen: Warzen können mit seelischen Ursachen in Verbindung gebracht werden. Schon den Schäfern im Mittelalter war bekannt, daß man Warzen »besprechen« kann. Der Erfahrene weiß, daß auch länger bestehende Warzen auf Hypnose gut zu reagieren pflegen und verschwinden. Da die Leistungen der Hypnose auch im Autogenen Training erreicht werden können *(J. H. Schultz)*, kann es nicht verwundern, daß auch die autogene Warzenentfernung zum Erfolg führen kann.

»Umgebung der Warze eiskalt –
dadurch stirbt die Warze ab«
oder
»Warze kalt – Warze alt – stirbt ab«,

sind erfolgversprechende Formeln.

Sind mehrere Warzen vorhanden, genügt im allgemeinen die Einstellung auf eine einzige, worauf die anderen ohne weiteres Zutun – gewissermaßen aus Sympathie – ebenfalls verschwinden. Derartige »autogene« Warzenentfernungen konnte ich häufig beobachten.

Ausblick auf die Oberstufe des Autogenen Trainings

1. Wesen der Oberstufe

Autogenes Training kann, wie wir gesehen haben, eine echte Lebenshilfe bedeuten, und es ist als psychotherapeutische Methode in sich abgeschlossen. Darüber hinaus ist eine weitere Stufe des ausdifferenzierten Autogenen Trainings möglich in Richtung Intensivierung und vertiefte Innenschau.

Zu Beginn seines Kapitels über die Oberstufe schreibt *J. H. Schultz* den apodiktischen Satz: »Die Erlangung der Oberstufe unserer Technik setzt eine vollständige, sichere und prompte Beherrschung der allgemeinen Technik der Unterstufe voraus. Die Versuchspersonen müssen in der Lage sein, durch einen kürzesten

Akt innerer Konzentration *schlagartig* die spezifische Umschaltung zu vollziehen...«

Bereits 1929 zeigte *J. H. Schultz* mit seiner grundlegenden Arbeit »Gehobene Aufgabenstufen im Autogenen Training« weitergehende Möglichkeiten der Methode, woraus dann später, nicht eben glücklich, der Begriff »Oberstufe« entstand. Er wählte zu einer Zeit, in der sich das Autogene Training noch in einem Versuchsstadium befand – daher auch die Bezeichnung Versuchspersonen – die heute nicht mehr gebräuchliche Bezeichnung »Unterstufe und Oberstufe«. Diese Bezeichnung legt einen Vergleich mit schulischen Maßstäben nahe, also einen Vergleich nach Wertmaßstäben »unten und oben«. Eine solche Bezeichnung entspricht heute weder dem Sinn noch dem Wesen des Autogenen Trainings.

Aus diesem Grund hat der Vorstand der »Deutschen Gesellschaft für ärztliche Hypnose und Autogenes Training« 1976 angeregt, die Bezeichnung »Unterstufe« in »Grundstufe« umzuwandeln. Eine Einigung über den Begriff »Oberstufe« konnte dagegen nicht erreicht werden, obwohl es an entsprechenden Vorschlägen nicht mangelte: »Autogene Imagination« *(Kraft)*, »Autogene Meditation« *(Schaetzing, Wallnöfer)*, »Autogene Imagogik« *(Thomas)* und »Autogenic Meditation« *(Luthe)*. Schließlich sprach *J. H. Schultz* 1961 selbst von »Autogener Bilderschau« (zitiert nach *Kraft*) und drückte damit das eigentliche Anliegen der Oberstufe aus.

Mit der gedanklichen Abkehr vom Außen zum Innen, von der uns umgebenden Welt zur Innenwelt kann eine Bilderschicht erreicht werden, die in gewisser Hinsicht dem Nachttraum vergleichbar ist. Hier kann der Übende neue Einsichten in strukturelle Wesenszüge erfahren und über eine beobachtende Selbstschau zu Selbstklärungen kommen. Damit kann eine Selbstentfaltung gefördert werden.

Innenschau bedeutet Meditation (lat.: meditari), »waches, aufmerksames Nach-innen-hören, innere Einkehr und Versenkung« *(Bitter)*«, und somit kann die Oberstufe eine meditative Bedeutung gewinnen.

»Die vertiefte Selbstschau gestattet in einem gewissen Rahmen eine Autopsychokatharsis (griech.: Reinigung, Abreaktion), ja bei entsprechender Schulung, Eignung und Selbständigkeit der Versuchsperson (des Übenden, d. Verf.) eine Autopsychoanalyse (Einsichtnahme) oft bis zu überraschender Tiefe« *(J. H. Schultz).*

Unter »Imaginieren« verstehen wir die Fähigkeit des Menschen, sich nichtpräsente Situationen, Vorgänge, Objekte und/oder Personen zu vergegenwärtigen, oder auch präsente Situationen in einem inneren Bild verdichtet auszudrücken, wobei aus Vorstellungen Bilder und/oder Symbole entstehen können. Es sind Bilder, die der Tiefe der Seele entspringen und sich damit gewissermaßen dem Bewußtsein zur Verfügung stellen. Das Bewußte und das Unbewußte des Übenden treten in eine Beziehung zueinander.

Symbol (griech. symballein = zusammenfügen) steht als Zeichen für etwas anderes. Nach *C. G. Jung* ist »das Symbol der bestmögliche Ausdruck der bewußt/unbewußten Totalsituation eines Menschen für ein vom Bewußtsein noch nicht Erfaßtes«. Der Vergleich mit dem Nachttraum bietet sich hier an: Es handelt sich hier wie dort um Mitteilungen oder Briefe aus dem Unbewußten an das Bewußtsein in einer uns gewöhnlich unbekannten Sprache, nämlich der Symbolsprache.

Die leichter verstehbaren Traum-Symbole liegen offenbar den bewußten Schichten näher. Es gibt jedoch Träume, die uns recht unverständlich erscheinen: »Ich habe heute nacht völlig Unsinniges geträumt.« Diese scheinen mehr dem System Unbewußt = Unverstanden zugeordnet zu sein.

»Imagination« bedeutet jedoch auch »Phantasie«, wobei besonders die imaginative Aktivität, die Kreativität, gemeint ist. »Phantasieren heißt, sich dem Spiel der Einbildungskraft hinzugeben« (zitiert nach Duden), wobei es sich um eine spezifisch menschliche Eigenschaft handelt, eine Fähigkeit, die bei allen Wahrnehmungen, Plänen und Handlungen beteiligt ist, In ganz besonders verdichteter Form kommt sie im Nachttraum zum Ausdruck, und sie trägt die Oberstufe des Autogenen Trainings ebenso wie den Tagtraum nach *Leuner*, dem »katathymen Bilderleben«, auch »Symboldrama« genannt.

Das »katathyme Bilderleben« (kurz: KB) gehört zu den imaginativen Verfahren der Psychotherapie. Mit Hilfe der Grundübungen des Autogenen Trainings (Schwere, Wärme, Ruhe) wird der Patient in eine unterwache, leicht gesenkte Bewußtseinslage gebracht und angeleitet, bildhafte Vorstellungen aufsteigen zu lassen, über die er dem Therapeuten laufend berichtet. Diese Bilder sind vom bewußten Willen unabhängige, aus der Seele kommende Wahrnehmungen (daher der Name: kata – herab, herunter, thymos – Seele). Sie zeigen oft in symbolhaft verschlüsselter, verkleideter Form Konflikte auf und machen sie einer bewußten Bearbeitung zugänglich. Zweifellos hat das *Leuner*sche katathyme Bilderleben dem Oberstufentraining neue Impulse und Anregungen gegeben.

Der Unterschied zwischen den beiden verwandten Methoden besteht darin, daß der Oberstufentrainierende in völligem Stillschweigen – also autogen! – übt und sich seiner inneren Bilderschau hingibt; auftauchende Bilder und Symbole werden erst *nach* der Übung besprochen und bearbeitet. Beim katathymen Bilderleben dagegen berichtet der Patient laufend seinem Therapeuten über seinen Tagtraum, er »nimmt ihn mit ins Bild«, mit anderen Worten: es besteht ein dauernder verbaler Rapport.

Die Oberstufe des Autogenen Trainings, das katathyme Bilderleben und der Nachttraum vermitteln dem Menschen Erlebnisse aus tieferen Schichten der Seele, ähnlich wie die von der Psychoanalyse her bekannte freie Assoziation *(Freud)*. Alles sind Wege zum Unbewußten. Es handelt sich also bei der Oberstufe um ein tiefenpsychologisch fundiertes meditatives Verfahren. Ich schließe mich der Auffassung von *Bartl, Kraft, Rosa, Wallnöfer* und anderen an, die vom Kursleiter tiefenpsychologische Weiterbildung mit Selbsterfahrung voraussetzen. Darüber hinaus benötigt er eingehende Kenntnisse im Umgang mit gruppendynamischen Prozessen und Erfahrungen in der Symbolsprache.

Ein besonders wichtiger Faktor für das analytische Arbeiten im Autogenen Training ist die Abstinenz des Kursleiters sowohl in der Grundstufe wie auch besonders in der Oberstufe. Deutungen und Interpretationen werden – wenn überhaupt – nur sehr behutsam und zurückhaltend gegeben. Ich sehe im Kursleiter eher einen einfühlsamen Begleiter. Dazu *J. H. Schultz:*
»Der Arzt wird nur mit wenigen vorsichtigen Hinweisen an-

deuten, was dieses oder jenes Bild gerade für diesen Menschen und für diese Situation etwa bedeuten könne, und im übrigen die Selbstentwicklung der Persönlichkeit ungestört sich vollziehen lassen.«

Zu den Indikationen und Kontraindikationen gilt das auf Seite 20 und 22 für die Grundstufe Gesagte in besonderem Maße. Menschen mit Defiziten in einer frühen Zeit ihrer Entwicklung sind ausgesprochen ungeeignet. Aufkommendes Material kann zu psychotischen Durchbrüchen führen. Für Patienten mit Verdacht auf eine psychotische Erkrankung (auch im Intervall, medikamentös eingestellt) besteht eine absolute Kontraindikation.

Die Oberstufe kann ausgesprochen hilfreich sein für Menschen, die ihre Gefühle besser wahrnehmen wollen und die eine Steigerung ihrer Erlebnisfähigkeit und ihrer kreativen Möglichkeiten anstreben.

Die Übergänge zum therapeutischen Bereich sind fließend. Psychotherapie heißt: Behandlung *mit* seelischen Mitteln. Bei allen Formen von Beziehungsstörungen, bei Hemmungen und bei Ängsten bis hin zu psychosomatischen Störungen kann die Oberstufe sinnvoll angewandt werden.

Eine wesentliche Voraussetzung ist eine einwandfreie und gute Einübung in die Grundstufe, und zwar *autogen*, was im allgemeinen nach etwa einem halben Jahr der Fall sein dürfte. Immer wieder habe ich erlebt, daß bei Kursteilnehmern, denen in der Grundstufe die autogene Übung begleitend vorgesprochen wurde, später zu Beginn des Oberstufenkurses nicht unerhebliche Schwierigkeiten auftraten.

Der Versenkungszustand der Oberstufe dauert länger als in der Grundstufe, etwa 15 bis 20 Minuten. In dem abschließenden Gruppengespräch kann das Erlebte mitgeteilt und besprochen werden. Das Eingangsgespräch in der Gruppe, die Übung und das Nachgespräch nehmen mehr Zeit in Anspruch, zumal öfters auch Nachtträume besprochen werden: für eine Gruppensitzung sind zwei Stunden erforderlich. Aus diesem Grund ist auch die Oberstufengruppe zahlenmäßig kleiner: sie sollte nicht mehr als 6 bis 8 Teilnehmer umfassen.

2. Methodik der Oberstufe

Das methodische Vorgehen in der Oberstufe ist nicht einheitlich. Es gibt nicht *die* Oberstufe. Ich schließe mich der Auffassung von *Bartl, Kraft, Rosa* und vor allem *Wallnöfer* an, die in der Vermittlung der Oberstufe ein analytisch fundiertes Verfahren sehen. Ich werde zunächst kurz die Darstellung von *J. H. Schultz* skizzieren und anschließend ein Modell vorstellen, das sich mir in vielen Jahren bewährt hat.

Oberstufe nach J. H. Schultz:
Es ist auffallend, daß in dem Lebenswerk von *J. H. Schultz* das Kapitel »Technik und Leistungen der Oberstufe« einen eher bescheidenen Raum einnimmt: Kaum 30 von 400 Seiten in seinem Buch »Das Autogene Training« sind ihr gewidmet. Er beschreibt ein Stufenmodell.

Am Anfang stehen Farberlebnisse: Die Übenden werden angeleitet, sich in der autogenen Versenkung eine beliebige Farbe vorzustellen mit dem Vorsatz: »Ich stelle mir eine Farbe vor.« Erscheint bei mehrmaligen Übungsversuchen stets die gleiche Farbe, so spricht man von der »Eigenfarbe«, die jedoch meistens nicht die »Lieblingsfarbe« darstellt. Mit ihrer Hilfe ist eine wesentlich raschere organismische Umschaltung möglich: das Training vertieft sich.

Daran schließt sich die Schau »konkreter Objekte« an, wobei für manche der vorgestellte Gegenstand zum »Postboten für die Farbe« wird *(Schaetzing)*. Bereits hier tritt häufig früher Erlebtes aus tieferen Schichten in das Bewußtsein – klar und deutlich oder symbolhaft verschlüsselt. Es kann Material liefern, das mit Hilfe der »freien Assoziation« *(Freud)* weiter bearbeitet werden kann. Es ist wichtig zu wissen, daß nicht nur bildhafte Erscheinungen, sondern auch gedankliche Vorstellungen Material aus der Tiefe zur weiteren Bearbeitung fördern können.

Eines jedoch scheint mir erwiesen: ob produktiv in bezug auf Bilder oder nicht, jeder Oberstufen-Trainierende erlebt eine bedeutsame Vertiefung und Intensivierung seines Trainings.

Eine weitere Stufe ist der – scheinbar paradoxen – Schau »abstrakter Gegenstände« gewidmet. *J. H. Schultz* versteht darunter Begriffe, wie »Glück« oder »Gerechtigkeit« oder ähnliches. Sinneseindrücke des Hörens, des Tastens, des Berührens und des Schmeckens werden einbezogen. Zum Nachttraum zeigen sich sowohl Parallelen wie Unterschiede: Eine Teilnehmerin erlebte das Geschehen im Nachttraum mehr bildhaft, panoramaartig, während sie bei ihren Oberstufenerlebnissen Gefühlseindrücke des Hörens, Riechens und Fühlens deutlich plastischer wahrnahm.

»Steht das Gebiet der Objektschau fließend zur Verfügung«, gibt *J. H. Schultz* die Aufgabe, daß sich der Übende ein Erlebnis vorstellt, das für ihn »Ausdruck oder Sinnbild des intensivsten und gewünschtesten Gefühlszustandes« ist. Analog zur »Eigenfarbe« spricht er hier von »Eigengefühl«. Oft erlebt er dabei zu seiner Überraschung völlig andere Eindrücke als jene, auf die er sich eingestellt hatte.

In dieser Phase der Oberstufe kann das Wiederauftreten längst versunkener Erinnerungen gelegentlich zu tiefen Erlebnissen führen. Solche Erlebniserinnerungen können auf Geschehnisse der frühen Kindheit bis in das zweite oder dritte Jahr zurückgehen. Dabei bedienen sich die Übenden oft der Ausdrucksweise: »Ich habe ein Gefühl/Geschmack/Geruch, das mich an irgendetwas aus der und der Zeit erinnert.«

In einer weiteren Stufe gibt *J. H. Schultz* die Aufgabe, sich einen bestimmten, anderen Menschen vorzustellen und auf sich wirken zu lassen. »Wir benützen also die Technik der Versenkung zur Kontrolle für die Einfühlungsfähigkeit in den anderen« *(J. H. Schultz)*. Allerdings warnt er hier ausdrücklich davor, sich eine Persönlichkeit vorzustellen, zu der eine positive Affektbeziehung besteht, z. B. Partner, Geschäftsfreunde o. ä. Dies kann zu Schwierigkeiten führen und erhebliche Widerstände auslösen.

Die subtilste Form von Oberstufenerlebnissen sind für *J. H. Schultz* fragende Einstellungen in der Versenkung an sich selbst und die Beobachtung der Antworten, die aus dem Unbewußten aufsteigen können. Er gibt hierbei eine Reihe von »Existentialwerten« an, die er in seiner Monographie »Seelische Krankenbehandlung« näher bezeichnet und ausgeführt hat, z. B. »Sinn des Lebens«, »Was wünsche ich?«, »Wohin geht mein Weg?«, »Was mache ich falsch?«, oder ähnliches.

Dem kann sich der Versuch anschließen, »eine der vorliegenden Persönlichkeit nach ihrem innersten Wesen entsprechende Formel zu entwickeln. Damit tritt die formelhafte Vorsatzbildung, die uns in einfacher Verwendung bereits geläufig ist, hier an zentraler Stelle wieder in ihr Recht« *(J. H. Schultz)*.

J. H. Schultz hat mit seiner Oberstufe eine gute Grundlage für ein wertvolles therapeutisches Instrument geschaffen. Daß er in seinem Modell viel von »Aufgaben« spricht, die zu lösen sind, und von »Leistungen«, die erbracht werden müssen, kann man wohl aus der Zeit heraus verstehen. Seine Mitarbeiter und Schüler, seine Nachfahren, haben seine Technik entsprechend ihren Vorstellungen und ihrer Zeit gemäß weiter entwickelt und gewandelt. Man könnte hier mit dem *I Ging* von »einer Wandlung in Übereinstimmung mit der Zeit« sprechen.

Im folgenden stelle ich zwei Modelle vor, die sich mir in vielen Jahren mit der Oberstufenarbeit bewährt haben:

Ein 7-Wochenkurs mit jeweils 2 Stunden, der auch für Ärzte und Psychologen in der Weiterbildung offensteht. Hier wird das Thema vom Gruppenleiter vorgeschlagen.

Eine (halboffene) Dauergruppe, die alle 4–6 Wochen stattfindet, und in der sich die Gruppe ihr Thema selbst erarbeitet: Da im Zustand der Entspannung bildhafte Erlebnisse spontan aufsteigen können, bin ich im Laufe der Zeit dazu übergegangen, jedem einzelnen Teilnehmer freizustellen, ob er ein Thema wünscht oder eine freie Bilderwahl vorzieht. *Rosa* prägte dazu den treffenden Satz:

»Alles, was kommt, ist wichtig, denn es kommt aus Ihnen!«

Es ist sinnvoll, die Teilnehmer nach ihrer Übung das Erlebte protokollieren oder auch malen zu lassen (Farben oder Buntstifte).

Modell 7-Wochenkurs

1. Sitzung: Farbe – Blumenmotiv
Die Teilnehmer werden aufgefordert, sich eine beliebige Farbe

vorzustellen bzw. zuzulassen, wenn irgend etwas anderes kommt. Nach meiner Erfahrung haben nur etwa 20 bis 30 % der Übenden ein Farberlebnis. Daher schließe ich das Blumenmotiv an, um die Teilnehmer schon früh auf die Möglichkeit des Sinnenhaften hinzuweisen. Die Aufforderung lautet jetzt: »Stellen Sie sich eine Blume vor, und schauen Sie sie ganz genau in allen Einzelheiten an. Sie können sie auch berühren, versuchen daran zu riechen oder zu schmecken. Vielleicht ist auch etwas zu hören; und dann schauen Sie, was Sie von der Umgebung wahrnehmen können.«

Das Blumenmotiv ist vom KB her als »Blumentest« *(Krapf)* bekannt.

Beispiel: Ein Arzt imaginiert eine Rose. Es erstaunte ihn, daß der Stengel nur mit wenigen Dornen besetzt war. Einige Jahre vorher hatte er am Ende eines Grundstufenkurses ebenfalls eine Rose gebildet. Nur war damals der Stengel derart mit Dornen übersät, daß man ihn nicht berühren konnte.

Sein Kommentar: »Mein Weg war damals sowohl beruflich wie privat sehr mühsam. Ich erkenne jetzt, daß ich es mir damals sehr schwer gemacht habe.«

2. Sitzung: Schau konkreter Gegenstände – Apfel, Frucht
Sowohl Apfel wie Frucht sind orale Begriffe mit symbolhafter Bedeutung.

Beispiel: Ein in seiner Praxis überlasteter Arzt berichtet: »Ich hatte sofort einen Apfel in Großformat, der sich jedoch in Sekundenschnelle in eine überschwere, schwarze Eisenkugel verwandelte.«

Seine Deutung: »Ich bürde wohl mir – und anderen – zur Zeit zu viel auf. Ich kann schlecht ›NEIN‹ sagen und bin damit mir und meiner Umgebung eine Last.«

Ob bei dem einzelnen Imaginationen auftreten oder nicht, in jedem Fall kommt es zu einer deutlichen Vertiefung und Intensivierung des autogenen Zustandes – und dies meistens schon nach der ersten oder zweiten Sitzung.

3. Sitzung: Schau abstrakter Begriffe: Ruhe/Bewegung
Eine 54jährige Teilnehmerin erlebte sich in einem schön einge-

richteten, etwas altmodischen Wohnzimmer. Blick durch das Fenster auf einen dunklen Tannenwald. Friedliche Stimmung, gedämpftes Licht, kein Mensch, Ruhe. Ihr fiel ein: »Der Gegensatz zur Ruhe ist doch nicht Bewegung, sondern Unruhe. Dieses Wort führte mich zu einer schönen, alten Standuhr mit einem ruhigen und gleichmäßigen Perpendikel – und innen in der Uhr ist die Unruhe. Es ging über zu mir selbst: Herz, Puls, ist ja die ›Unruhe‹ in mir. Dann kamen lauter pulsierende Vorstellungen – die ganze Welt pulsierte. Es ist irgendwie alles ganz weit geworden, und ich habe mich dabei außerordentlich gut gefühlt.«

Kommentar: Die Teilnehmerin kommt über ihr Rhythmus-Erleben (Ruhe-Bewegung-Unruhe-Uhr-Herz-Puls) zu einem beruhigenden Gefühl der Harmonie und einem Einssein mit dem Universum.

4. Sitzung: Antizipation – Ich sehe den anderen
»Antizipation« bedeutet die vorstellungsmäßige Vorwegnahme eines Ereignisses bzw. eines bestimmten Denk- oder Handlungsziels. Denken ist Probehandeln mit geringen Besetzungsqualitäten *(Freud)*. Die Erfahrung hat gezeigt, daß bildmäßige Vergegenwärtigung von etwas Zukünftigem wesentlich tiefer gehende Wirkung zeigt als bloßes Denken. Es ist das Verdienst von *Hoffmann* (1987), daß er diesen Begriffen in das Autogene Training eingebracht hat. »Wir wiederholen in der realen Handlung nur das, was wir mit unserer Einbildungskraft (sprich Phantasie, d. Verf.) vorentschieden haben« *(Hoffmann)*. Und er fährt fort: »Diese Vorentscheidung geht unter dem Schutz der Entspannung sehr viel leichter vor sich. Wichtige Dinge werden nicht in der Hast, in der Unruhe zwischen Tür und Angel entschieden, sondern in der Ruhe.« Beim katathymen Bilderleben wird von der Technik des »Probehandelns« gesprochen.

Hier scheint mir eine Parallele zwischen der Antizipation und dem »mentalen Training« vieler Spitzensportler und Künstler zu bestehen. So fährt beispielsweise ein Skirennläufer vor dem Start seine Strecke mit allen Hindernissen *in Gedanken* ab, um sie dann in der Realität um so besser meistern zu können.

J. H. Schultz hat sich der Antizipation nur in bezug auf einen anderen Menschen bedient (siehe S. 141). Es können jedoch auch mehr oder weniger angstbesetzte, zukünftige Situationen eingestellt werden, zum Beispiel Prüfungsängste, Vorstellungsgespräche o. ä. Anstehende Entscheidungen können zu Nervosität, innerer Unruhe und Schlafstörungen führen, die im Extremfall ein quälendes Grübeln verursachen können. Hier kann ein Oberstufentraining hilfreich sein, Wege für eine Entscheidung zu erarbeiten. Es kann klärend wirken.

Beispiel: Eine 48jährige Geschäftsfrau hat Schwierigkeiten mit einer jungen Mitarbeiterin. Sie fühlt sich von dieser oft mißverstanden und nicht genügend respektiert. Sie empfindet in ihrem Verhalten Trotz und Widerstand. Der gegenseitige Kontakt ist mangelhaft.

Im Oberstufentraining stellt sich die Teilnehmerin ihre Kontrahentin vor, was ihr auch gelingt. Jedoch nur kurz: Sie ist bestürzt, daß sie an sich selbst plötzlich viele jener Verhaltensweisen wiederentdeckt, die sie ihrer jungen Mitarbeiterin vorgeworfen hatte. Sie ist nach diesem Erleben sehr nachdenklich.

Kommentar: Es handelte sich hier nicht um eine Aufarbeitung im tiefenpsychologischen Sinn. Für die Teilnehmerin war es jedoch eine große Hilfe bei der Bewältigung ihrer Probleme.

5. Sitzung: Die Brücke

Eine Brücke verbindet die beiden Ufer eines Flusses. Sie kann als Symbol verstanden werden für Kommunikation: das Wort als Brücke menschlicher Beziehungen. Man kann über eine Brücke zu neuen Ufern gelangen, oder man kann eine Brücke abbrechen, wenn eine Kommunikation nicht mehr möglich erscheint.

Beispiel: Einem 41jährigen Teilnehmer erscheint sehr rasch eine Brücke, die über einen reißenden Fluß führt. Er betritt sie zögernd und entdeckt in der Mitte der Brücke ein Gitter, hinter dem ein Mann steht. Er erkennt seinen älteren Bruder, den er bisher als arrogant, schnell aufbrausend und ihm wenig zugewandt erlebte. Als er vorsichtig nähergeht, sieht er, daß der Bruder erschöpft und traurig in den Fluß schaut. Als er dicht vor ihm steht, macht jener das Gittertor auf und lächelt freundlich. Zu seinem Erstaunen ist der Bruder erfreut, fast erleichtert und geht auf ihn zu, um ihn zu begrüßen.

Der Übende machte nach seinem Bericht einen gelockerten und gelösten Eindruck.

Kommentar: Was war hier geschehen? Der Teilnehmer spürte in der gesenkten Bewußtseinslage des Trainings, daß der Bruder vermutlich meistens überkompensatorisch reagierte und daß sich hinter seiner aggressiven Fassade wohl ein eher scheuer Mensch verbarg.

Die Chance zu einer neuen Ebene der Kommunikation mit dem Bruder?

Schließlich soll nicht übersehen werden, daß auch die Beziehung zum Therapeuten als eine Brücke zu verstehen ist. Dazu ein Wort von *Langen:*

»Nicht die Methode ist es, die heilt, sondern der Arzt.«

6. Sitzung: Mein nächster Schritt
Hiermit werden im allgemeinen mehr aktuelle Schwierigkeiten und/oder Probleme angesprochen. Täglich müssen wir einen Schritt tun, wir haben gestern einen hinter uns gebracht und müssen morgen einen neuen machen.

Beispiel: Ein 39jähriger Teilnehmer berichtet, er habe während des Übens den »nächsten Schritt« wörtlich genommen und überraschend nicht mit den Füßen, sondern mit den Händen gemacht. Er sei ausgesprochen lustvoll und vergnügt »Schritt für Schritt« auf den Händen gelaufen. Er erklärt dazu, daß er mit etwa zwölf Jahren einen Freund hatte, der längere Zeit auf den Händen laufen konnte. Das habe bei ihm Neid und Ärger ausgelöst, da seine eigenen Handgelenke zu schwach gewesen seien und er bei den Versuchen immer umgefallen sei.

Kommentar: Der Übende konnte eine negative Erfahrung, die er als Kind gemacht hatte, im Training kompensieren und erlebte im Hier und Jetzt das Auf-den-Händen-laufen als ausgesprochen lustvoll.

Bericht des gleichen Kursteilnehmers eine Woche später: Nach einem, seiner Meinung nach recht unbefriedigend verlaufenen Arbeitstag, konnte seine bedrückte Stimmung durch die Vorstellung des Auf-den-Händen-Laufens kompensieren und in guter Stimmung heimfahren.

Wieder eine »spontane Korrektur einer emotionalen Erfahrung«, hier das Auflösen des Neidgefühls. Der Teilnehmer konnte in seinem Oberstufenerlebnis eine ihn als Kind belastende Situation korrigieren und durch Wiedererinnern im Alltag positiv anwenden.[8]

7. Sitzung: Schwierigkeit, Problem – Tür oder Tor

Nach Abschluß eines derartigen Oberstufenkurses mit sieben Doppelstunden sollte ein Teilnehmer in der Lage sein, sich im Training eine persönliche Schwierigkeit oder auch ein Problem vorzustellen, um auf diese Weise neue Ausblicke oder neue Wege im Umgang damit zu finden. Alternativ schlage ich dazu ein weiteres Motiv vor: Tür oder Tor.

Beispiel: Eine 58jährige Teilnehmerin, Mitarbeiterin einer Zeitschrift, hat morgen eine – wie sie sagt – Titelbildkonferenz. Ihr sei bisher trotz intensiver Bemühungen überhaupt nichts dazu eingefallen. »Und jetzt kamen mir während der Übung gleich drei Vorschläge als hätten sich Tore geöffnet. Und den Text, der auf dieser Seite stehen soll, weiß ich jetzt auch schon. Außerdem hatte ich noch einen interessanten Nebeneffekt: Nach 3stündigem Schneiden einer Buchenhecke hatte ich einen sehr schmerzhaften Muskelkater in beiden Armen, so daß ich sie kaum noch bewegen konnte. Während meines Trainings wurden beide Arme ganz warm, und der Schmerz ist verschwunden.«

Kommentar: Die Teilnehmerin fand eine kreative Lösung für ihre Schwierigkeiten. Es zeigen sich hier erneut die engen Zusammenhänge zwischen Psyche und Soma.

---

8 Hier besteht eine Parallele zu dem von *C. G. Jung* geprägten Begriff der »*kompensatorischen Wirkung*« mancher Nachtträume: »Die Kompensation zielt meist auf die Herstellung eines normalen seelischen Gleichgewichtes ab, ist also eine Art Selbststeuerung des psychischen Systems« *(C. G. Jung)*. Unter dem seelischen Gleichgewicht ist der Ausgleich in der Beziehung zwischen Bewußt und Unbewußt zu verstehen.

Modell Dauergruppe

Der Gruppenkurs Autogenes Training – Oberstufe ist nach 7 Sitzungen zu je 2 Stunden beendet. Interessierte Teilnehmer haben jedoch die Möglichkeit, sich einer halboffenen Dauergruppe anzuschließen. Diese Dauergruppe trifft sich im Abstand von 4–6 Wochen für einen Abend. Sie umfaßt im allgemeinen 8 Teilnehmer; scheidet ein Mitglied aus, kann ein neues eintreten. Die Gruppenmitglieder lernen sich untereinander besser kennen, so daß im Laufe der Zeit das Klima einer Selbsterfahrungsgruppe entsteht. Das jeweilige Thema wird hier meistens von der Gruppe selbst erarbeitet.

Folgende Themen werden vorgeschlagen, um nur einige zu nennen: Wasser, Liegen auf dem Meer und sich langsam absinken lassen, Gang auf einen Berg, Grenzen, Zeit, Genießen, Umgang mit Lasten o. ä. Aber auch Themen mit Gegensatzpaaren werden gewählt: Ankunft – Abschied, Kommen und Gehen, Licht und Dunkel, Blut und Milch, Autonomie und Abhängigkeit oder auch eine »Inspektion des Körperinneren«, ein Thema, das größere Erfahrung von seiten des Kursleiters voraussetzt, und so weiter.

Beispiel: Im Einvernehmen einigt sich die Gruppe auf das Thema »Druck«. Ich berichte über zwei Protokolle:

Eine 58jährige Teilnehmerin teilt mit, sie habe den Druck direkt genossen: »Zuerst sah ich eine Druckerei mit einer Maschine, die in einem bestimmten Rhythmus Zeitungen auswirft. Dabei spürte ich plötzlich, daß ich innerlich auch solch einen bestimmten Rhythmus habe: Blutdruck, Pulswellendruck – und ich spürte das Pulsieren bis in die Fingerspitzen sehr stark. Aber gleichzeitig schwanden die Imaginationen, eine mir bekannte Erscheinung: Beim Auftreten intensiver Gefühle verschwinden bei mir die Bilder. Dann trat kurze Zeit ein Druck im Bauch auf. Mein ganzer Körper war eine einzige, große Druckwelle. Dann fiel mir ein, daß ich ja auch beim Sitzen auf einem Stuhl einen Abdruck von mir hergebe – dann kamen Worte wie Ein-druck, Aus-druck, Pumpe, und auch Luft-druck ist mir eingefallen. Zum Schluß sah ich mich in einem dunklen Raum, in dem wellenförmige Gebilde von mir weggingen. Es war für mich ein sehr starkes, intensives Gefühl – man könnte sagen, es hat für mich ›Leben‹ bedeutet!«

Der Bericht einer anderen Teilnehmerin, einer 35jährigen Mutter klingt anders. Sie war wegen einer fieberhaften Erkrankung ihres Kleinkindes unruhig und ängstlich in die Gruppe gekommen; sie machte sich Sorgen um ihr Kind.

»Bei der Vorstellung des Wortes ›Druck‹ bekam ich einen heftigen Druckschmerz in der Magengegend, obwohl ich sonst nie mit dem Magen zu tun habe. Dann kam noch ein Kopfdruck dazu. Ich kam gar nicht dazu, mir Bilder vorzustellen. Andererseits empfinde ich es als einen Vorteil, daß ich die ganze Zeit nicht nur an die Krankheit meines Kindes gedacht habe. Jetzt, nach der Übung geht es mir besser.«

Kommentar: Beide Teilnehmerinnen berichten über intensive Körpergefühle, beide reagieren psychosomatisch. Die eine konnte den »Druck« in ihre eigenen körperlichen Abläufe integrieren, während die andere eher negativ im körperlichen Mißempfinden reagierte. Bei beiden zogen sich die Imaginationen zugunsten intensiver Körpergefühle zurück, ein Phänomen, das beim Auftreten starker Emotionen öfters beobachtet werden kann.

Zum Schluß teile ich zwei Oberstufenprotokolle aus längeren Verläufen mit:

Sekretärin, 40 Jahre, verschlossen, aggressionsgehemmt, Selbstwert- und Kontaktprobleme.
1. 9.: »Training während der Woche am Abend nach dem Dienst. Regelmäßig eingeschlafen. Schlaf als sehr angenehm empfunden, jedoch enttäuscht, da keine Bilder gesehen. Am Samstag Erfolgszwang, z. B.: Ich stehe vor einem riesigen Wolkenkratzer, schaue an ihm hoch und leide unter der Angst, er könne mich erdrücken.
Anderes Beispiel: Ich versuche mir vorzustellen, ich befände mich auf einem Berggipfel und schaue auf einen herrlichen, klaren, blauen See. Ich beschließe, in den See hinabzutauchen; es gelingt mir jedoch trotz größter Anstrengung nicht.

Ihre Deutung: Mir fehlt die Gelassenheit, mich den Bildern hinzugeben, auf sie zu warten. Ich will mit Gewalt etwas erzwingen.

Alles bei mir ist zu willentlich. . . . Der erdrückende Wolkenkratzer – vielleicht bin ich das selbst?

15. 9.: Training am Sonntag vormittag: Besser, ich stelle mir eine ältere Kollegin vor, mit der ich seit einiger Zeit in einem Raum arbeite. Ich schätze ihr fachliches Können, dennoch kann ich ihre zur Schau getragene Überlegenheit kaum ertragen. Ich bin mir klar darüber, daß diese Kollegin zumindestens früher unter Komplexen gelitten hat; und diese Überlegenheit gar nicht so echt ist. Mein Trainingsergebnis bestätigt dies. Ich sehe sie einmal zusammengekauert auf dem Boden hocken, über ihr ein krakenförmiges Untier, das sie immer fester umschließt. Kurz darauf sehe ich sie in einem engen Drahtkäfig. Sie steht an die Wand gepreßt und kann sich nicht rühren.«

Kommentar: Aus den gemeinsamen Assoziationen der Gruppenmitglieder kann die Teilnehmerin erkennen, daß sowohl die am Boden zusammengekauerte Gestalt als auch die Krake, beziehungsweise der Drahtkäfig, Anteile von ihr selbst sind.

29. 9.: »Ich war zu ungeduldig. Jetzt komme ich mit der Kollegin besser zurecht.

Training am Sonntag: Spontan sehe ich einen Kanaldeckel auf der Straße. Jemand steht auf dem Deckel, ein anderer steht unten und hebt den Deckel langsam empor. Zu meiner Verblüffung stelle ich fest, daß sowohl die obere, als auch die untere Figur ich selbst bin.

Ihre Einsicht: Vielleicht stehe ich oft mir selbst im Wege.«

In Gruppengesprächen wird deutlich gemacht: Erkennen eigener Schwierigkeiten und sie auch annehmen können, heißt noch nicht Behebung der Probleme. Aber in der reflektierenden Einsicht liegt ein Stück Akzeptieren von sich selbst und auch den anderen und damit ein erster Schritt zur Klärung.

Naturwissenschaftler, 40 Jahre, stark vom Verstand bestimmt, Neigung zu unkontrollierten Aggressionen, Autoritätsproblem.

Der Teilnehmer hatte anfangs Schwierigkeiten mit den Oberstufenübungen, was bei ihm erneute Aggressionen auslöste. Nach einigen Wochen brachte er folgendes Protokoll in die Gruppensitzung ein: »Als ich mein Training beenden wollte, wieder einmal mit dem Gefühl der Enttäuschung, daß nichts gekommen war,

150

erschien plötzlich das Bild eines sehr hohen Turmes, nach Art eines Leuchtturmes. Auffallend war, daß nur das oberste Fenster erleuchtet war. Während ich dieses Bild noch interessiert betrachtete, sagte eine Stimme von irgendwoher: Mach' doch mal das Licht da oben aus.«

Der Sinn bzw. die Aussage dieses Bildes war ihm zunächst noch völlig unklar; es war die Gruppe, aus der die – zutreffende – Deutung kam, dies als Aufforderung zur Aufgabe seiner »Kopflastigkeit« zu verstehen. Das darauffolgende Bild erschien wie zur Bestätigung dieser Deutung: er sah in seinem Training ein Hochhaus, an dem außen eine Feuerleiter befestigt war. An dieser kletterte ein Mann herunter. Neugierig trat er näher und erkannte an dem Herabsteigenden – *sich selbst*. Dieses Bild verstand er in seiner Bedeutung sofort. Er erkannte die Notwendigkeit, von den zu hohen Ansprüchen an sich selbst und an seine Umwelt, wie sie sich plastisch in dem Leuchtturm und dem Hochhaus dokumentierten, zurückzufinden auf den Boden der Realität. In den folgenden Gruppensitzungen begann er zunehmend die Hintergründe seiner privaten und beruflichen Schwierigkeiten zu verstehen.

Schlußwort

In dem vorliegenden Buch habe ich versucht, meine Arbeit mit dem Autogenen Training darzustellen und sie mit Falldarstellungen und Berichten aus meinen Kursen zu illustrieren. Es war dabei meine Absicht, den Leser – sei er Laie oder Arzt, Neuling oder Bewanderter – aus meiner Praxis sachgerecht über die Methode zu informieren.

An verschiedenen Stellen habe ich darauf hingewiesen, daß die Einübung des Autogenen Trainings nur mit der Hilfe und unter der Anleitung eines erfahrenen Gruppenleiters das optimale Erfühlen und Erfassen der Methode verspricht.

Autogenes Training ist kein Allheilmittel und keine Weltanschauung. Wer das annehmen wollte, hätte den Sinn dieses Buches mißverstanden.

Jedoch vermag die Methode – in geeigneter Hand und richtig angewendet – als eine Art geistiger Schulung auf dem Weg nach Innen weiterzuhelfen.

Literatur

Die Zahl der wissenschaftlichen Arbeiten über Autogenes Training geht in die Tausende. Es werden daher hier nur einige wenige wesentliche Bücher und Arbeiten aufgeführt ohne Anspruch auf Vollständigkeit.

Balint M (1970) Therapeutische Aspekte der Regression. Klett, Stuttgart

Barolin GS, Bartl G, Krapf G (1982) Spontane kontrollierte Altersregression im katathymen Bilderleben. Psychoth med Psychol 32: 113–117. Thieme, Stuttgart

Barolin GS, Wöllerdorfer E (1987) Gruppenpsychotherapie mit integriertem Autogenen Training bei Senioren. In: Pesendorfer F (Hrsg.) Schriftenreihe Ärztliche Praxis und Psychotherapie, Band 2. Literas, Wien

Bartl G (1984) Der Umgang mit der Grundstörung im katathymen Bilderleben. In: Roth JW (Hrsg.) Konkrete Phantasie. Huber, Bern

Biermann G (1978) Autogenes Training mit Kindern und Jugendlichen, 2. Aufl. Reinhardt, München, Basel

Binder H (1961) Kasuistische Beiträge zur Behandlung der Enuresis nocturna durch Autogenes Training der Mütter. Prax Psychoth 6: 183–184

Binder H (1971) Seminar über Gruppentherapie mit dem Autogenen Training und Einführung in die Hypnose, 3. Aufl. Lehmann, München

Binder K (1986) Autogenes Training in der nervenärztlichen Praxis – mehr als ein Basispsychotherapeuticum, Schlesw. Holst. Ärzteblatt 10, 592, Dt. Ärzteverlag, Köln

Binder H, Binder K (1989) Autogenes Training – Basispsychotherapeuticum, Deutscher Ärzteverlag, Köln

Bitter W (1956) Meditation in Religion und Psychotherapie in: Geist und Psyche, Kindler Taschenbücher, München

Freud S (1946) Trauer und Melancholie, G.W. X (1915) Imago, London, 430

Ging I (1972) Das Buch der Wandlungen, Diederichs, Düsseldorf, Köln

Hoffmann B (1987) Handbuch des Autogenen Trainings, 7. Aufl., DTV, München

Iversen G (1969) Erfahrung mit dem Autogenen Training in der Gruppenarbeit, Dt. Ärzteblatt 66, 1924–1929

Jung G (1952) Symbole der Wandlung, Rascher, Zürich

Ken Wilber (1985) in: Psychologie in der Wende, Roger N. Walsh – Francis Vaughan (Hrsg.), Scherz, Bern, München, Wien, 129

Kraft H (1989) Autogenes Training – Methodik, Didaktik und Psychodynamik, 2. Aufl., Hippokrates, Stuttgart

Krapf G (1970) Gedanken zum Autogenen Training – Praktische Hinweise zur Zurücknahme, Prax. Psychoth. 15. Springer, Heidelberg, 180

Krapf G (1977) Autogenes Training in der ärztlichen Praxis – Gedanken und Erfahrungen. Fortschr Med 95:542–546, 592

Krapf G (1985) Das »autogene Grundprinzip« beim Autogenen Training. Prax Psychoth Psychosom 30:268–270. Springer, Heidelberg

Krapf G (1987) Die formelhaften Vorsatzbildungen des Autogenen Trainings. In: Pesendorfer (Hrsg.) Johann Heinrich Schultz zum 100. Geburtstag, 45–53. Literas, Wien

Krapf G (1989) Wesen und Wirkung der Oberstufe des Autogenen Trainings. Ärztl Prax u Psychother, 11. Literas, Wien

Kris E (1976) In: Heinz R: Über Regression. In: Psychologie des XX. Jhdts. II: 497. Kindler, Zürich

Kruse W (1980) Einführung in das Autogene Training mit Kindern. Dt. Ärzte-Verlag, Köln

Kruse W (1988) Entspannung – Autogenes Training für Kinder, 5. Aufl. Dt. Ärzte-Verlag, Köln

Langen D (1967) Die gestufte Aktivhypnose, 2. Aufl. Thieme, Stuttgart

Langen D (Hrsg.) (1976) Der Weg des Autogenen Trainings, 2. Aufl. Wissenschaftl. Buchges., Darmstadt

Leuner H (1988) Lehrbuch des katathymen Bilderlebens, 2. Aufl. Huber, Bern, Stuttgart, Toronto

Lindemann H (1974) Überleben im Streß – Autogenes Training. Bertelsmann Ratgeber, Gütersloh

Luthe W (Hrsg.) (1965) Correlationes psychosomaticae. Thieme, Stuttgart

Luthe W (1969–1973) Autogenic Therapy, Vol. I–IV. Grune & Stratton, New York, London

Polzien P (1955) Die Änderung der Temperaturregulation bei der Gesamtumschaltung durch das Autogene Training. Z Ges Exp Med 125

Prill HJ (1961) Das Autogene Training in der Geburtshilfe und Gynäkologie. Heilkunst

Rosa KR (1983) Das ist die Oberstufe des Autogenen Trainings. S. Fischer, Frankfurt

Rosa KR (1988) Das ist Autogenes Training, 5. Aufl. S. Fischer, Frankfurt

Stokvis B, Wiesenhütter E (1979) Lehrbuch der Entspannung, 4. Aufl. Hippokrates, Stuttgart

Schultz JH (1963) Seelische Krankenbehandlung, 8. Aufl., 289. Fischer, Stuttgart

Schultz JH (1976) Gehobene Aufgabenstufen im Autogenen Training. In: Langen (Hrsg.) Der Weg des Autogenen Trainings, 2. Aufl. 73–84. Wissenschaftl. Buchges., Darmstadt

Schultz JH (1987) Das Autogene Training – konzentrative Selbstentspannung (1. Aufl. 1932), 18. Aufl. Thieme, Stuttgart

Schultz-Zehden W (1978) Psychotherapie als unterstützende Maßnahme bei der Behandlung des primären Glaukoms. Augenspiegel 8

Thomas E (1978) Praxis der Selbsthypnose des Autogenen Trainings, 4. Aufl. Thieme, Stuttgart

Wallnöfer H (1966) Seele ohne Angst. Hoffmann und Campe, Hamburg. Albert Müller, Rüschlikon, Zürich 1988

Wallnöfer H (1966) Seele ohne Angst. Hoffmann und Campe, Hamburg. Albert Müller, Rüschlikon, Zürich 1988

Wallnöfer H (1972) Aufdecken durch Gestalten vor und nach dem Autogenen

Training. In: Langen (Hrsg.) Hypnose und psychosomatische Medizin. Hippokrates, Stuttgart

Wallnöfer H (1973) Kathartisches und analytisches Geschehen im Autogenen Training. In: Binder H (Hrsg.) 20 Jahre praktische und klinische Psychotherapie. Lehmann, München

Wallnöfer H (1987) Die analytische Oberstufe des Autogenen Trainings. In: Pesendorfer (Hrsg.) Johann Heinrich Schultz zum 100. Geburtstag. Literas, Wien

Wallnöfer H (1989) Autogene Meditation – die analytische Oberstufe des Autogenen Trainings. Vortrag Therapiewoche Karlsruhe

Printed in the United States
By Bookmasters